はつらつと老いる力

帯津良一
Obitsu Ryoichi

ベスト新書
599

はじめに

先日、血液検査の結果を聞きに、ある男性が来院されました。その方が心配していたのは、アルコールによる肝障害を示す「γ《ガンマ》-GTP」の数値でした。この数値が高いと、奥さんからお酒を禁止されてしまう、といって、そわそわしています。私が検査の結果を見て、

「前ほどじゃないから、いいんじゃないでしょうか」

というと、

「いくつですか?」

と聞いてくる。

「正常値はだいぶ超えていますが、○○くらいです」

というと、

「えっ⁉」

と驚きます。そこで私が、

「ぼくなんか、あなたの二倍以上ありますよ」

と伝えたら、ものすごくホッとしたような顔をして帰っていきました。

私の場合、血液検査で毎回いくつかの異常値が見つかるのですが、なかでも、γ-GTPは、二十年以上ずっと異常値です。たいていの人には負けません。私の数値は癒しの効果がある、いつもそういって笑うのですけどね。

とにかく、γ-GTPが高値でも、私は八十二歳の現在もなお、いつもはつらつとして酒を飲んでいます。はつらつとして酒を飲むことで、こころがときめき、はつらつと仕事ができるのです。

ただし、誰もが私と同じように、γ-GTPが高値でも大丈夫というわけではありません。あくまで、私にとっては、ある程度の高値で安定していることがちょうどいい、という話です。

人間ドックで測定する検査値が、すべて基準値内に収まっている人を「健康」といいます。しかし、人間ドックの数値がすべて正常でも、心身の不調を訴えている人はたくさんいます。それでも、検査で異常が見つからない限り、その人は「健康」と診断され、本人の不調は無視されてしまいます。

西洋医学では、「からだ」だけを対象として、すべての人を一律の基準値で判断しようとするから、こういうおかしな状況が起こってくるのです。人にはそれぞれ、その人に適した「正常値」があります。つまり、健康の「正常値」は、人によって違うのです。

私は西洋医学の医者ですが、「からだ」だけでなく、「こころ」と「いのち」を含めた人間をまるごと全体としてとらえ、医者と患者さんが一緒になって一歩ずつよくなっていきましょう、という考え方のもとに日々の治療に当たっています。人間まるごとを相手にしますから、病気だけでなく、生老病死、さらには死後の世界まで、治療の範疇《はんちゅう》に入ります。

健康法にしても、「からだ」だけをみていると、病気を怖れて「これは危ない」「あれはやめよう」といって、生活をあれこれと制限してしまうことになりがちです。これでは、毎日がただ苦しいだけで、生きる喜びが失われてしまいます。「こころ」と「いのち」がまったく無視されてしまっているからです。そもそも、こうした健康法は決して長続きしません。

病気にならないようにびくびくと用心して生きるのではなく、日々の生活の中で、「こころ」をときめかせ、「いのち」の喜びを伴いながら、日々前進する気持ちで、前のめりに取り組んでいくのが本当の健康法であり、生き方といえるのではないでしょうか。私はこれを「攻めの養生」と呼んでいます。

そして、死に直面したら、後悔したり、狼狽《ろうばい》したりすることなく、思いきり向こうの世界へ飛び込んでいければ万々歳です。

難しいことは、なにもありません。人生をいきいきと楽しく謳歌《おうか》し、大いなる期待感をもって、次のステージへ旅立っていけばいいのです。本書がそのための指南書となれば、とても嬉しく思います。

はつらつと老いる力

目次

I 「こころ」の章

Ⅱ 「いのち」の章

Ⅲ 「生」の章

Ⅳ 「気」の章

Ⅴ 「老い」の章

Ⅵ 「死」の章

構成協力／小林みゆき
編集協力／江渕眞人

I

「こころ」の章

人は「明るく前向き」にはできていない

私はもともと外科が専門で、都立駒込病院に勤務していた頃は、手術に明け暮れていました。当時は、患者さんのこころというものには、正直、あまり思いを寄せていなかったのですね。

都立駒込病院では、その頃すでに精神腫瘍学といって、こころの持ち方とがんの関係を研究する学問が存在し、これを担当する有名な医者がいました。

ところが、私たち外科医は、「がんを治すのは手術だ」と思い上がっていて、患者さんのこころに思いを巡らすことはほとんどなかったのです。

私が、こころに注目するようになったのは、自分の病院を作って、中国医学をやり始めたことがきっかけでした。

中国医学というのは、患者さんの顔をしっかり見ないと、診療ができません。漢方薬を選ぶときにも、顔をよく見ます。また、道場で気功を行なうときも、患者さんたちの表情をよく見ます。

そのため、外科医の頃に比べて、患者さんの顔をじっくり見る機会が圧倒的に増えました。

そうすると、患者さんたちの表情が、その日によって全然違うことに気がつきます。笑顔でニコニコしている日もあれば、うつむきがちに暗い表情で気功をしている日もあります。

そうした患者さんたちの表情の変化を見ているうちに、どうもこころの持ちようと、がんの進み方の間に、深い関係がありそうだということに気づいたのです。

当初は、世間でよくいわれているように、「明るくて前向きなこころ」が、病状をよくすると考えました。

そこで、心療内科の医者と心理療法士の人に新しく来てもらって、看護師、鍼灸《しんきゅう》師、栄養士とともに、心理療法のチームを作りました。患者さんのこころを明るく前向きに保つための治療を始めたのです。二十年以上前のことです。

しかし、ある程度軌道に乗ってきたところで、自分の考えがまちがっていたことがわかりました。

一見、明るく前向きな人でも、検査でネガティブな結果が出ると、表情が一変してしまいます。たとえば、肝臓に転移したがんが、検査で大きくなっていることを伝えると、患者さんの顔は瞬時に青ざめ、ショックで涙を流す人もいるのです。

つまり、明るく前向きなこころが病状をよくしていたのではなく、病状がいいから明るく前向きになっていたのですね。

だから、病状が悪いと知ると、一気に深いかなしみに落ちていく。明るく前向きなこころほど、もろいものはない。人はもともと、明るく前向きにはできていないのだ、と気づいたのです。

これは失敗だったとわかり、こころに対するアプローチを変えることにしました。

人間の本性はかなしみである

人のこころは、明るく前向きにはできていない。それなら、人間の本性はなにかということを、随分考えました。

毎日の診療で、患者さんとお話ししながら考えたり、休日に本を読みあさったりしているうちに、「かなしみ」というキーワードにぶつかりました。

一番のきっかけを作ってくれたのが、脚本家の山田太一さんの『生きるかなしみ』（ちくま文庫）という本でした。山田太一さんが、生きるかなしみをテーマにした、さまざまな作家のエッセイや短編小説を十五篇集めてまとめた本です。

その本の冒頭で、山田さんが「生きるかなしみとは、特別なことをいうのではない。人が生きていること、それだけでどんな生にもかなしみがつきまとう」と書いている。この言葉に、まず衝撃を受けました。

そして、十五篇の作品を読み進めるうちに、自分の中で少しずつ考えがまとまっていき、最後の水上勉《みずかみつとむ》さんのエッセイに「誰もが孤独な旅人」という言葉が出てきたときに、私の中で一つの思いがわきあがってきたのです。

私たちは孤独なる旅人で、旅人は旅情を抱いて生きている。その旅情というのは、いろいろな感情が錯綜した、しみじみとした旅の思いです。旅情というものを感じてみると、いちばん底流にあるのは、かなしみのような気がしてきました。

そして、その後も、多くの先輩たちの書かれた本を読み、やはり人は明るく前向きにできているのではない。本質はかなしみなのだと、意を強くしていったわけです。

本を読む傍ら、街へ出たときは、人間観察にも勤《いそ》しみました。

講演などで外出した際、帰りがけに蕎麦屋さんなどに寄って、お酒を飲みながら、三十〜四十分過ごすわけです。

そうすると、周りには、私のように日の高いうちから一人でお酒を飲んでいる人が結構います。律儀そうなサラリーマン風の人が多いのですが、なんとなくその様子を見ていますと、みなさん、一様にかなしげなんですね。顔はかなしくないのですが、肩の辺りに哀愁が漂っている。そう見えたのです。

やはり人間というのはかなしい存在なんだと、蕎麦屋さんで一杯飲みながら確信を得たわけなんです。

かなしみを慈しみ、育てる

人のこころは、明るく前向きにはできていない。人間の本性はかなしみである。すべての人がかなしみを抱いて生きている。

だとすれば、いつも明るく前向きに生きることを強いるのは酷です。

かなしみにあるときは、かなしみを抱きながら、そのかなしみの大地に希望の種を蒔《ま》いていく。希望が芽を出し、花を咲かせると、こころがときめきます。こころのときめきが何回か続くと、人は放っておいても明るく前向きになります。

しかし、もともとかなしみから出発していますから、ずっと明るく前向きでいるわけではなく、またかなしみに戻って行く。

こうした「かなしみ→希望→ときめき→前向き→かなしみ」という、こころの循環を、私たちは日々繰り返しながら、人生を一コマ一コマ進めていると、私は考えるようになりました。

この循環を上手に回すうえで、最大のキーワードが、ときめきです。これについては順にお話ししますが、ときめきが大事だとしても、その根底にはかなしみがあることを常に忘れてはいけないと思いました。

それなら、人間の本性であるかなしみを、お互いに敬い合っていこうじゃないかと、まずはそういうことをみなさんにお話しするようになったのです。

医者も、看護師も、そのほかの病院職員も、それから患者さんや、そのご家族、友人など、みんなが互いのかなしみを敬いながら事に当たれば、医療がもっともっとよくなる、本来のぬくもりのある医療が復活してくると、確信したのです。

これはその後、私の目指すホリスティック医学の中核をなす考えとなりました。ホリスティック医学というのは、西洋医学に対する批判や反省として誕生したもので、からだだけではなく、「からだ・こころ・いのち」の三つを対象とする医学です。人間を環境も含めたまるごと全体としてとらえようとするのが特徴です。

今の医療が殺伐としている背景にあるもの

あるとき、東大の新聞部の学生さんが、私のところへ取材に来たことがありました。男性と女性が二人で来たのですが、取材の最後に、「後輩の先生たちに一言お願いします」といわれたので、「生きるかなしみがわかる医者になってほしい」と答えました。

生きるかなしみがわかると、人にそっと寄り添うということができるようになります。これが医療の原点だと思うのです。西洋医学のように、医療を機械の修理のようにとらえていたのでは、寄り添うという気持ちは出てきません。いくら技術が進歩しても、いい医療にはならない、そう思うのですね。

医療者と患者さんが、お互いのかなしみを敬い合っていくことによって、今の、どちらかというと殺伐とした医療が、本来のぬくもりのある医療に立ち返るのではないかという希望も抱いているのです。

そのような話をしたところ、取材に来た二人の学生さんは「え?」という顔で驚いていました。「生きるってかなしいんですか?」というわけです。

彼らはおそらく、中学、高校、そして東大へ、ストレートですっと上がってきた優秀な学生さんなんだろうと思いました。挫折した経験のない人には、生きるかなしみ、人のかなしみということが、わかりにくいと思うんですね。

学生さんだけでなく、医者もそうです。挫折を一度も経験せずに、医者になった人たちは、「生きるかなしみ」なんて考えたこともない人がほとんどでしょう。彼らが悪いわけではなく、それに気づく機会がなかったということです。

一方で、挫折を経験した人は、誰かに教わらなくても、人のかなしみや、生きるかなしみを自然に身につけます。これを私に教えてくれたのは、じつは予備校の生徒さんたちでした。

挫折をした人は、人のかなしみを知っている

二十年間にわたって、駿台予備学校の市谷校舎で、医学部を目指す学生さんを対象に、年一回、講義をしていました。

最初の第一回は、東洋医学について話してほしいという依頼でした。

医学部の受験に東洋医学は関係ありませんが、一般教養として、受験勉強と離れたテーマの講義を学生さんたちに聴かせたい意向があったようです。

当日、学校に到着すると、教務課の課長さんが飛んできて、「大変です、超満員です」といいます。

半信半疑で教室へ行くと、確かに超満員で、立ち見も出ていました。隣の教室も開放されていましたが、そこもいっぱいで、廊下にも人がいるんです。そんなに東洋医

学に興味があるのだろうかと驚きました。

講義を始めてまもなく、学生さんたちの関心が東洋医学ではないことに気づきました。彼らは、現役の医者から、日本の医療の現状や、これからの日本の医療について聞きたがっているのがわかったのです。

そこで、途中から話を切り替えました。日本の医療の将来と、求められる医療者像についてお話ししました。これが学生さんたちに非常に受けたものですから、毎年、頼まれるようになりました。

いつも私がお話しするのは、ただ勉強だけして試験に受かればいいというのではなく、しっかりした考えで医者になってくれないとだめだ、ということです。

いい医者になるためには、第一に、からだもこころもパワフルでなければいけません。毎日の診療で疲れ果てて、燃え尽き症候群なんていっているようでは、患者さんにいい医療は提供できない。

第二に、パワフルであるためには、弱い立場の患者さんと同じ地平に立たないと、力は発揮できません。医者が高い位置にいて、患者さんを抱えて引き上げようとしたって、腰を痛めるのが関の山です。患者さんのかなしみや辛さに、同じ目線で寄り添っていかないといけません。

第三に、自分の死と向き合って、しっかりした死生観を築いていくように努力する。「死生観を持たない医師の診療を受けることほど怖いことはない」と、作家の田口ランディさんは患者側の視点でいっています。その通りだと思います。

だから、一生懸命に勉強して受験に受かることも、もちろん大事だけど、それと並行して、今挙げた三つをぜひ身につけてほしいと、毎回、お話しししていました。

駿台予備学校の学生さんたちは、とにかく熱心です。みんな目がぎらぎらしていて、眠っている人なんて一人もいません。これから大学へ入って、いい医者になって、いい仕事をしようという、青雲の志に燃えている。

私がよく口にする「ぬくもりのある医療」という言葉も、現役の医者にはなかなか伝わりませんが、予備校の学生さんのこころにはダイレクトに響きます。

最初はなぜだろうと、不思議に思っていました。しかし、毎年続けているうちにわかりました。彼らは挫折を経験していたのです。

日本の医療の未来に明るい兆しが

予備校の学生さんは、全員ではないけれど、多くは受験に一度失敗しています。挫折を味わっている。挫折を経験すると、否が応でも、生きるかなしみに直面します。そして、立ち直るまでの間にいろいろなことを考えます。

そうすると、自分のかなしみだけでなく、他者のかなしみにも自然に思いを寄せるようになります、そんな気がするのです。

とくに、青雲の志と挫折が結びつくと、なんともいえないやさしさが出てくる。駿台予備学校の教室じゅうに、ある種のやさしさがたなびいている感じがするのです。

講義のあとの質疑応答も、とてもいいんですね。たとえば、現役の高校三年の学生さんから、次のような質問が出ました。

「僕は死ぬのがとても怖いのです。そんな僕に医者になる資格があるでしょうか」

いい質問です。私は次のように答えました。

「死ぬのが怖い人ほど、死ぬのが怖い患者さんの不安をやわらげて力になってあげることができます。それはむしろ歓迎すべきことですよ。ぜひ医者になってください」

その学生さんは、ちょっと照れくさそうな顔で、うなずいてくれました。

みなさん真剣に質問してきますから、こちらも、相当に性根を入れて答えていかないといけない。そこがまた、なんとも楽しいんです。

さらに、学生さんたちが書いてくれる感想文も、私の宝物になっています。

「今までは漫然と医学部へ行く気でいたけど、今日の話を聞いて立派な医者になろうと思いました」

「医療と医学の関係とか、挫折をした人のほうがいい医者になるという話に感銘を受けました」

そんな嬉しい内容のものから、

「受験勉強なんかやっていられない。早く医者になるんだ」

といった、ちょっと微笑ましいものまで、いろいろあります。なかには、

「この話は医者になって聞きたかった。私が来年大学に受かったとして、医者になるのに約十年かかる。だから、帯津先生、からだを大事にして長生きしてください」

「帯津先生はいい人生を送っていますね」

と、私を労《いたわ》ってくれたり、褒めたりしてくれる人もいます。やはり彼らは、人のかなしみがわかっているのですね。すでに人のかなしみに寄り添う素地ができている。

こういう若者たちが、医学部に合格して、医療の場にどんどん出ていけば、日本の医療は必ずよくなります。

二〇一六年に東大空手部の九十周年記念の祝賀パーティが開かれたとき、思いがけないことがありました。私が昔の仲間と話しているところに、若い二人がやってきて、

「帯津先生、お久しぶりです」と声をかけてきました。

私がきょとんとしていると、「私たちは駿台予備学校で先生に勉強を習った者です。先生の後輩になりました」というのです。これは本当に嬉しかったですね。

私自身、挫折して気づいたこと

私も、じつは医者になる前に大きな挫折を経験しています。

私が在籍した当時の東大は、今と違って、二年の教養課程が終わったところで、進

学試験がありました。進学試験に合格すると、晴れて医学部へ進むことができるのですが、ほかの大学からも受けにきますし、前に落ちている先輩たちも再挑戦しますから、倍率が七倍くらいありました。

この進学試験に、私は落ちたのです。これはショックでした。今まで試験を落ちたことがなかったので、人生で初めて大きな挫折を味わいました。

しかも、再度、医学部の進学試験を受けるには、いったん大学を退学しなければならなかったのです。だから、私は一年間、東大生ではない時代がありました。

翌年の試験に受かって、結果的に医学部へ進めましたが、あの一年間はつらかったですね。

両親も友人も、周りの人はみな、自分のことを東大生だと思っている。だけど、東大生ではないわけです。もっといえば、大学生でもない。誰にも相談できないまま、なんともいえない思いで、空白の一年を過ごしました。

今でも私の中に、この一年は痛みとして残っています。でも、今振り返ると、私の人間形成のうえでとても大事な一年間でした。一回で合格していたら、もっといやらしい医者になっていたでしょう。

やさしさの根源にある人に対する思いやりが、挫折によって新しく芽生えたり、挫折を味わって深まったりすることがあります。ですから、医者は挫折感を知っているほうが、絶対いいと思うのです。

いじめられたとき、味方になってくれた友

七十七歳のとき、久しぶりに中学の同窓会に出席しました。これまでにも頻繁に同窓会が開かれていましたが、たいてい平日の早い時間から始まるので、出席できずにいました。

このときは、喜寿の祝いも兼ねてということでしたので、早くからスケジュールを押さえて出席したのです。

私たちの学年は二七〇人くらいいましたが、幹事の人によれば、およそ九十人がすでに鬼籍に入《い》っているといいます。九十人も死んでいることに、最初は驚いたのですが、見方を変えると、一八〇人は七十七歳まで生きているわけです。

かつて七十歳は「古来稀《まれ》なり」といわれるほど、数少ない存在だったことを考えると、三分の二の人が喜寿を迎えているほうが、むしろすごいと思いました。

久しぶりに出席したため、女性の半分くらいは、顔を見ても思い出せません。男のほうがまだわかるのですが、男でも二割ぐらいはわからない。

ふと、テーブルの向こうに目をやると、彫りの深い顔をした、ひときわハンサムな男がいます。誰だろうと思いながら、別の人間と話していたら、彼が近づいて来て「おい、帯津」と声をかけられました。

「俺、誰だかわかるか?」と聞くので、「いや、わからない」と答えると、「下田だよ。小学六年のとき一緒だった」といわれて、パッと小学六年のときの記憶が鮮やかによみがえりました。

それは一つの事件なんです。当時も今と同じで、いじめというのがありました。私も小六のときに、「帯津と口をきいてはまかりならん」と、クラスのボスからお達しが出て、いじめの対象になったことがあったんです。

なぜそうなったのか覚えていませんが、急に、誰も口をきいてくれなくなりました。

ところが、次の日になって、下田君が「俺はお前の味方だからな」といって、話しかけてくれたのです。そうしたら、彼もいじめの対象になってしまった。

それでも、二人だといじめられている感じがしないんです。二人でいつも楽しくしゃべっていたから、寂しさもない。そういう意味では、このいじめは成立しなかったんですね。

当時の下田君は、色が白くてぽっちゃりした小さい男の子でした。こんなハンサムな七十七歳になっているとは、思ってもいませんでした。気づかないはずです。

中学へ進んでからの、下田君の記憶はなく、いじめのこともすっかり忘れていました。六十年近い歳月を経て、彼から声をかけられ、瞬時にこのエピソードが浮かんできました。あの頃の気持ちも同時によみがえりました。

同窓会に出て、彼と会わなかったら、一生、思い出すことがなかったでしょう。

下田君のおかげで、幸い、当時のことは嫌な思い出にはなっていないのです。それでも、いじめられる側になったときの思いと、そんな私の味方になってくれた友がいたという記憶は、少なからず私の人間形成に影響を与えているような気がします。

辛いことも楽しむ

幕末に活躍した儒学の大家、佐藤一斎《いっさい》の『言志四録《げんししろく》』の中の「達人の見解」という章には、次のような文章があります。

人の一生には、険しい道もあれば、平らな道もある。また、穏やかな流れもあれば、逆巻く大波もある。こういうことはすべてめぐり合わせの自然であって、これを免れるわけにはいかない、というのです。

辛いことも楽しいことも、避けようとするのではなく、そういうものだと思って楽しむのがいい、と佐藤一斎は書いています。

精神科医の神谷美恵子さんの著書『生きがいについて』（みすず書房）の中でも、困難を乗り越えることの大切さについて書かれています。

人間が生きていくうえで、生きがいほど大事なものはない。だから、生きがいを一生懸命に追求して、達成感をときどき得ていくというのが、生きることの意味なんだけど、いろんな困難もあって、なかなか思うようにいかないこともある。

だけど、この困難は、決して悪いことではなく、それを乗り越えることによって、人は力をつけていく。だからこれでいいんだと、神谷さんはいっています。

ただし、「生きるのが苦しい時間」は、「未来にむかって開かれていなくてはならない」と彼女はいい、さらに続けて「ひとは自分が何かにむかって前進していると感じられるときにのみ、その努力や苦しみをも目標への道程として、生命の発展の感じとしてうけとめるのである」と書いています。

本当にその通りだと思います。

たとえば、がんのような病気にしたって、乗り越えるべき多くの困難の一つだと思えば、これは時間が未来に向かって開かれることになるわけです。

私が、先の下田君と一緒に過ごした楽しい日々も、そうだったような気がします。当時は、日本が戦後の窮乏から少し立ち直り始めた時期で、私の小さな胸の中には、将来に対する希望があふれていました。だから、いじめという困難にあっても、朗らかな日々を送れたのだろうと思うのですね。

親は子どもを守りすぎないように

江戸時代初期の本草学者、貝原益軒《かいばらえきけん》の『養生訓《ようじょうくん》』には、「育幼法」といって、子育てについて書かれている箇所があります。

その中に「子どもを育てるときは、三分の飢えと寒さの中でこれを育てよ」という一文があります。

つまり、いつもおいしいものを与えて満腹にしたり、いつもぬくぬくと暖かい思いをさせたりしていると、それは子どものためにならない。ある程度の負荷をかけて育てていくようにしなさい、ということです。

振り返ってみますと、私たちの世代の子どもの頃は、飢えと寒さがふつうにありました。

私が小学校へ上がったのは、太平洋戦争が勃発してすぐでした。小学校四年のときに、太平洋戦争が終わりましたが、終戦前後はとにかく物資が窮乏して、ひどく貧しい生活をしていました。

夕食が、ジャガイモのマッシュポテトだけという日も珍しくありませんでした。白米なんか、まず食べられない。それでも、家族で丸いちゃぶ台を囲んで、わいわいやりながら食べていたのを覚えています。

窓は、ガラスが割れてボール紙が貼ってあり、家の中を風が吹き抜けていましたし、着ているものはつぎはぎだらけのお古ばかりです。冬は家の中でも寒い。でも、冬なんだから、寒いのは当たり前だと思っていました。

寒さの中で、それを少しでもしのぐにはどうしたらいいか、子どもは子どもなりに工夫していたように思います。そして、風邪をひきながら、からだに免疫をつけていったわけですね。

でも、そうした日々が辛いとか苦しいとは、とくに思いませんでした。

なぜかというと、先ほどお話ししたように、時間が未来に向かって開かれていたからでしょう。おなかは空いても、こころは希望に満ちていました。

とくに、戦争が終わってからは、老いも若きも、未来に対して希望を持てるようになった。これから世の中がよくなる、自分たちもしっかりやらないといけない、小学生でもそういう気になっていたんですね。

これからいい時代がくるという予感があったからこそ、窮乏の時代を乗り越えられた。子どもたちも、おなかを空かせながら、寒さにふるえながら、それでもしっかり生きていた。

今は、親が子どもを守りすぎている気がするのですね。もう少し子どもの生きる力を信頼していいと思うのです。子どもたちも、何らかの困難を乗り切るところから、世の中における自分のあり方を覚えていくと思うのです。

子どもを守ることよりも、子どもが未来に対して希望を抱くような社会を作ることが、私たち大人の使命だろうと考えています。

自らのかなしみが人を癒し、それで自らも癒される

うちの病院には、「患者の会」と呼ばれるものがあります。結成してからもうすぐ二十周年を迎えます。

もともと、患者さんたちが自発的に作った会で、私たち病院側は、発足のときにも、その運営にも、まったく関与していません。患者さんだけでやっています。

世話人として中心になって動いている人たちは、いずれも私の病院で何らかの手術を受けた人たちです。

この人たちが、どうしてそういう会を作ろうと思ったのか、詳細を尋ねたことはないのですが、全員男性で、仕事は定年で辞めています。

仕事を辞めて空いた時間の多くを、患者の会のために使っています。無償で、ほかの患者さんのために力を尽くしているのですね。

たとえば、金曜の午前中は、患者の会が主催して、気功の教室をやっています。気功もみなさん二十年近くやっていますから、もうベテランです。初心者の患者さんに対して、とても丁寧に教えています。

そして午後になると、気功の道場で、みんなで車座になり、とくにテーマを決めずに、話し合いをしています。その他の日も、だいたい道場に来ていて、入院患者さん、外来患者さん、初めての患者さんなどの、いろいろな相談に乗っています。

なかには、「担当医から、抗がん剤の治療を勧められたのだけど、私はやりたくない。どうしたらいいでしょう」といった深刻な相談も結構あるわけです。

そうすると、患者の会の人たちは、自分自身の体験なども交えて、真剣にアドバイスします。それも一対一ではなく、一人の患者さんの相談に、複数の患者の会の人たちが、それぞれの思いを伝えます。「抗がん剤はやらなくていい」という人もいれば、「いや、そうじゃない」と反対意見をいう人もいて、本当に親身に寄り添っているのです。

医療というのは「治し」と「癒し」の統合です。西洋医学のように、からだに生じた故障に対して機械を修理するみたいに治すのが「治し」で、いのちのエネルギーを高めることが「癒し」です。

本来、医療者はこの二つを使い分けて、二つをうまく統合していかなければなりません。西洋医学的な治療もきちっと行ない、一方で、患者さんに寄り添い、患者さんのかなしみを癒していくという、両方をやっていかないといけないんですね。

患者の会は「癒し」を担当してくれているので、うちの病院には欠くことのできない存在になっています。

彼らを見ていると、人のために生きるというのは、どうも免疫力を上げるのではないかと思えてきました。世話人の中には、闘病中の人もいますが、途中で亡くなった人は一人もいないのです。

作家で写真家の藤原新也さんは、著書の中で、「人間の一生はたくさんの哀しみや苦しみに彩られながらも、その哀しみや苦しみの彩りによってさえ人間は救われ癒される…（略）…哀しみもまた豊かさなのである。なぜならそこにはみずからの心を犠牲にした他者への限りない想いが存在するからだ」と書いています。

自らのかなしみが人を癒し、そのことにより自らも癒される、そんないい循環が、うちの病院にはある。これが世の中全体に広がっていけば、再び、希望のある未来が開けていくのではないかと思っているのです。

Ⅱ　「いのち」の章

栄養バランスより「食べる喜び」を優先

街の本屋さんへ行きますと、食養生の本がたくさん置いてあります。まさに玉石混《こん》淆《こう》、どれを選べばいいのか困ってしまいます。

食養生のやり方については、「からだ・こころ・いのち」の三つの側面から考えるとわかりやすいと思います。

現代の栄養学は、もっぱら「からだ」を対象としています。ですから、からだを作っている三大栄養素の、炭水化物・脂肪・たんぱく質と、それらを体内でうまく利用するために必要なビタミン・ミネラルを、バランスよくとることを基本としています。

一方、「こころ」の面からいえば、食はやはり喜びです。

いくら栄養バランスが整った食事であっても、食べる喜びが得られなければ、それは食とはいえません。食べるということは、栄養をとることではなく、生きる喜びだからです。

たとえば、初夏の頃に居酒屋さんに入って、壁に「初ガツオ」と書いた紙が貼ってあったりすると、ドキドキッと、ときめいて、嬉しくなります。ここから食養生が始まると、私は考えています。

カツオには、EPAやDHAといった、からだにいい栄養素がいろいろ含まれています。もちろん、それも大事ですが、それ以上に大いなる喜びが伴うことが大事なのですね。ときめいて食べることは、自然治癒力や免疫力をぐんと高めるからです。

一般的には「食べないほうがいい」といわれている食品であっても、大いなる喜びにときめいて食べれば、食材の不利を補ってあまりある、というのが私の食養生の極意です。

さらに、「いのち」の食養生となると、今度は大地のエネルギーをからだの中に入れて、生命力を高めていくことが、いちばんの目的となります。

ですから、大地のエネルギーを、できるだけ純粋な形で持っている食べ物が、いい食べ物ということになります。目の前でにょきにょき生えてきた地場のもの、旬のもの、加工していないものがいいわけですね。

そういう意味では、動物性の食品よりは、植物性の食品のほうが、そのまま大地のエネルギーを得られます。大地の気をいただくという観点からすると、肉類よりも野菜類のほうが上で、魚介類がその真ん中に入る。そういう順序が成り立ちます。

とはいえ、どんなに大地の気であふれた食品でも、そこにときめきが伴わないものは、いのちのエネルギーが高まりません。

季節の巡りを喜び、感謝しながら、「旨い！」と喜んで、大いにときめく。それだけでいのちのエネルギーがあふれ出し、自然治癒力がぐんと上がってきます。

つまり、食養生は、こころのときめきが最優先で、「こころのときめき→大地のエネルギー→からだの栄養」、この順番で食べていれば、それほど大きく外れることはないと思います。

患者さんの声を聞きながら、試行錯誤の日々

私の食養生の考え方は、三十六年前に、自分の病院を開設してから、がんの患者さんにどのような食事を指導したらよいのか、試行錯誤の末にたどりついたものです。

最初は、管理栄養士の人に、患者さんの食事指導をお願いしていました。その方は、

和食の粗食を推奨している方で、著書がベストセラーになったこともあり、患者さんたちにとても人気がありました。

ところが、しばらく経《た》つうちに、患者さんたちが私のところへ、こっそり相談にくるようになりました。

「肉を食べないようにといわれているのですが、どうしてもだめでしょうか」

そんな声が寄せられるようになったのです。深刻な顔をしている患者さんに、とてもだめとはいえません。

「まあ、たまには肉もいいんじゃないですか」

といった感じで答えていました。

その後も、粗食の指導に、音を上げる患者さんが相次いだことから、食養生というのは一人ひとり個性的なのではないか、と考えるようになりました。

そこで、管理栄養士の人と相談して、食事に関しては個人指導に重きを置くことにしました。そして、それまでは「絶対にこれを食べなければいけない」というスタイルで指導していましたが、「ある程度は、自分の裁量でいいでしょう」という、ゆるい形に変えたのです。

その結果、個人指導を希望する患者さんが、ほとんどいなくなりました。なにしろ、結果として「自分の好きな形でいいですよ」というのですから、指導を受ける意味がないわけですね。

以来、食事に関しては、指導者は置かずに、患者さん自身で、おのおの実践してもらうことにしています。この辺りから、今の形ができてきたような気がします。

たまに理念を踏み外すくらいがいい

たとえば、今も、食事療法に励んでいる患者さんから、相談を受けることがよくあります。

「ぼくは、もう半年も肉を食べていません。そろそろどうでしょう」

そろそろどうでしょうといわれても、私が食事制限をすすめたわけではないのです。

でも、患者さんの気持ちはわかります。だから、答えは決まっています。

「いいでしょう、大いに喜んで食べてください」

すると、次の質問がきます。

「どのくらい食べてもいいですか？」

食べる量に決まりはないのですが、患者さんの求めている答えを推測しながら、また答えます。

「月に三回くらいどうでしょう。五のつく日に食べてみたらどうですか」

そうすると、患者さんは喜んで、

「ついでにアルコールはどうでしょう」

と聞いてきます。これはもう、私に聞くのは野暮です。

「アルコールは養生法ですからね。これは飲んだほうがいい」

そう伝えると、今度は、

「週に何回くらい飲んでも大丈夫ですか」

と尋ねてきます。私は、なにをいっているんだという顔で、

「週に何回って、あなた、養生法だから毎日飲まなければだめですよ」

というと、たいていの人はすっと立ち上がって、最敬礼して小走りで帰って行きま

す。「しめた」と思うのでしょうね。

この喜びが、いのちを躍動させて、大いに自然治癒力を高めます。そしてさらに、肉を食べてまた喜び、一歩前進、二歩前進につながっていくのです。

私はいつもいっています。

「大いなる喜びを感じながら、ある程度の理念に沿って、たまにその理念を踏み外す。まあ、そんなところでいいんじゃないでしょうか」

食養生は、がんばりすぎないのがコツ

がんの患者さんの中には、極端な食事療法を行なっている人もいます。

ゲルソン療法もその一つでした。ゲルソン療法は、塩分をいっさいとらずに、野菜だけをジュースやスープにしてとるという、厳格な食事療法です。

がんの患者さんの間で、一時期とても話題になり、うちの病院に入院しているがんの患者さんの中からも、「やってみたい」という声が出ました。

これは困りました。健康保険で運営している病院で、野菜だけの食事を提供するわ

けにはいきません。そこで、苦肉の策として、ゲルソン療法専用のジューサーを病院で用意し、あとは自分たちで自由にやってもらうことにしました。

四〜五人の患者さんがグループを作り、野菜の買い出しに行く人、ジュースを作る人、スープを作る人など、役割分担しながら始めたのです。

最初はみなさん、やる気満々で、いきいきと取り組んでいました。ところが、一カ月、二カ月と続けるうちに、だんだん疲れてきて、表情がどんどん険しくなっていきます。やがて、野菜ばかりの食事に嫌気がさし、止《や》めてしまう人も出てきました。

一方で、額の辺りが青白くなっているのに、まだ頑張り続ける人もいる。意地になってしまうのですね。そういう患者さんには、回診のときにちょっとアドバイスしました。

「あなたは少し、今の食事に疲れていると思うから、次の日曜日に街へ行って、旨いものを食べてきなさい。ステーキでもすき焼きでもいいから、とにかく自分が旨いと思うものを食べて、また月曜日からゲルソン療法に戻ればいいじゃないですか」

この言葉を聞いたとたん、みなさんの顔がパッと明るくなりました。

もちろん、今まで頑張ってきたことを、途中で挫折するわけですから、すぐに「はい」とはいいません。思い悩みながらも、やはり日曜日には出かけていきます。そうすると、月曜日の回診で会ったときは、見違えるほど明るい顔をしています。そして、あらためて前向きな気持ちで、ゲルソン療法を始めることができるのです。

ゲルソン療法のような極端な食事療法は、がんが進行して背水の陣になったようなとき、日常性を変えるうえでは悪くはないと思うのです。

ただし、肩の力を抜いて、懐を少し深くして行なうのがコツです。まなじりを決して、厳しい決まり事を守り抜くとなると、どうしても途中で疲れてしまいます。

玄米食も同じです。米は主食ですから、白米好きの人にとって、玄米食に切り替えることは、かなりのストレスになります。

玄米を食べるのもいいですが、おかずによって、白米を食べる日を作るくらいの余裕をもちたいものです。そのほうが長続きします。

そうした融通をきかせながら、ストレスの少ない形で続けていくことが大事だと思うのです。

「喜びを中心に、あるがままに」が、私の信条

食養生の話になると、たいてい「帯津先生は、どのような食生活をされているのですか?」という質問を受けます。

私の場合は、「あるがまま」と「大いなる喜び」をモットーに、帯津流でやっています。誰にでも当てはまるものではないのですが、参考までにお話しします。

朝食は、十年以上前から、コーヒーと昆布茶を一杯ずつ飲むだけです。コーヒーは眠気覚ましになりますし、昆布茶がいいんですね。昆布茶の塩辛さで、身が引き締まります。朝の食事としては十分です。

昼食は、診療の合間にあわただしくとりますから、一皿ものと決めています。ラーメン、タンメン、カレーライス、オムライスなどをさっと食べる。どれも昔からの好物なので、短い時間でも楽しめます。今日はどれを食べようかと考えるだけで、喜びが生まれます。ただ、忙しくて、昼食抜きの日が多いのも事実です。

ですから、私にとっての食養生は、なんといっても夕食です。夕食の時間はとても

大事にしています。

夕方六時半までには、すべての仕事を終えて、病院の職員食堂にさっと駆けつけます。六時半に仕事が終わるというと、「ずいぶん暇な医者だなあ」と思われるかもしれませんが、そうではないのです。六時半に終わるために、夜中の三時半から病院へ来て仕事をしているのです。

六時半に職員食堂へ行きますと、いちばん奥の私の指定席には、すでに酒のつまみが並んでいます。それをちらっと見て、今日はウイスキーにするか、焼酎にするか、日本酒にするか、考えるわけです。

最初はビールと決まっているので、ビールと、そのあとに飲むものを選んで、席まで持って行きます。

料理は、栄養科の科長が、私の好みに合わせて作ってくれています。

湯豆腐は、一年中欠かしません。食べ方はシンプルです。鍋の真ん中に、醤油と刻みネギをたっぷり入れた器を置き、その周りで豆腐を煮て、熱々の豆腐をそのタレにつけて食べるのです。

私はこれが大好きで、一年じゅう食べています。毎日食べてもちっとも飽きないのですね。

あとは、日によって、季節によって、私の好物が並びます。

たとえば、ジャガイモを千切りにしてバターで炒めたものが、昔から大好きで、よく作ってくれます。少し固めに炒めて、食べるときにウスターソースを多めにかける。これがすごく旨いのです。

枝豆やそら豆もよく出てきます。刺身も好きですね。旬の魚であれば、いちばん嬉しいですが、そのとき店で売っているものでも十分です。

他に、里芋の煮ものや、コンビーフとキャベツを炒めたものも、昔からよく食べています。

こうしたものをつまみながら、お酒を飲むのが至福のひとときなのです。

お酒を飲み終えたら、ごはんを必ず食べます。いちばん好きなのは人参ごはんです。細かく切った人参と油揚げが入った混ぜごはんです。これは本当に旨い。

ときには、麦飯にとろろ汁をかけた麦とろや、ごはんにしらす干しをたっぷりかけて食べることもあります。

ですから、とくにこだわりはないのです。好きなものを食べているだけなのですが、結果的に、豆腐と豆類、根菜、魚、米飯という、昔ながらの和食になっている。食養生としては悪くないですね。

喜びを中心に考えて、あるがままに食べていても、そんなに大きく外れることはないということだろうと思うのです。

好きなものを、ちょっとずつ食べる

貝原益軒は『養生訓』の中で、飲食も旨いからといって食べ過ぎてはいけないないし、一食抜いたりしてリズムを崩すようなこともよくない、と書いています。ちょうどいいところが大事だというわけです。

貝原益軒は、江戸の元禄時代を生きた人ですから、食事情がわりと豊かな時代だったことで、食生活が乱れている人も目についたのでしょう。現代の日本人にも参考になることが『養生訓』にはたくさん書いてあります。

好きなものを大いに喜んで食べると、免疫力も自然治癒力も高まります。ですが、好きなものを好き放題食べてしまったら、今度は胃腸に負担がかかって、胃の気を下げてしまう。これは確かによくありません。

だから、「好きなものを少し食べよ」と、貝原益軒はいっています。おいしさを味わえばいいのだから、いつまでも味わっている必要はない。食べ過ぎないようにして、喜んで食べなさい、というわけです。

私は若い頃に比べて、ズボンのウエストに少し隙間が出てきました。別にダイエットをしたわけではないのです。ただ、好きなものしか食べないことに決めたのです。コース料理でも、嫌いなものには手をつけない。そうしたら、だんだんと体重が落ちてきました。

いかに義理で、余計なものを食べていたかということです。目の前に出てきた料理は、残すと失礼だと思って食べていたのですね。

そういう意味では、中華料理屋さんで、十人くらいでテーブルを囲み、自分の好きなものを、自分のペースで取り分けて食べるスタイルが、私はとても気に入っています。

自分の胃袋が欲するものを、自分の気持ちに正直に食べていく、そういうことが胃の気を高め、元気につながるわけですね。

豆腐は冷奴より、湯豆腐

私は湯豆腐が大好きで、毎晩、酒の肴《さかな》に食べています。本当に好きなんですね。同じ豆腐でも、冷奴ではだめなんです。真夏でも湯豆腐がいい。

自分でもなぜ、湯豆腐にこだわるのか不思議だったのです。そうしましたら、貝原益軒の『養生訓』に、次のような一文を見つけました。

「豆腐には毒あり。気を塞《ふさ》ぐ。されども、新しきを煮て、飪《にえばな》を失はざる時、早く取りあげ、生萊菔《だいこん》のおろしたるを加へ食すれば害なし」

気を塞ぐというのは、気の流れを停滞させるということです。だけど、新しい豆腐を煮て、温めて、ぐらぐらと煮え立っているところを、大根おろしの中に入れて食べるといいというわけです。

温めて食べるのが、やはりいいんですね。大根おろしを鍋の中に入れて豆腐と一緒に煮るのが、雪鍋（八八ページ参照）です。

雪鍋は、鍋いっぱいに大根おろしが満ちている中に、豆腐を入れてぐらぐらと煮ます。そうすると豆腐が大根おろしの中で踊りだす。踊りだしたと同時に、大根おろしがお湯に溶けて透明になってくる。なんともいえない、いい感じですよね。これも本当においしいんです。

貝原益軒は、豆腐に毒があるといっていますが、おそらくにがりのことだと思います。豆腐を作るときに使うにがりは、塩化マグネシウムですから、元来は食べるものではありません。それがわずかでも入っているということは、考えようによっては毒ととれなくもありません。

しかし一方で、貝原益軒は、「知らない土地に行って、知らないものを食べると胃腸に悪いから、知らない土地に行ったら必ず豆腐を食べなさい」ともいっています。豆腐なら、どこの土地のものでも無難だというわけです。

だから、豆腐の毒も、それほど大したものではないのでしょう。

少なくとも、私は豆腐を毎日食べていますが、まったく問題ありません。お酒とともに、三六五日、湯豆腐を食べることが、私の食養生の中核を担っています。

湯豆腐ひとつにもドラマがある

外出先でお酒を飲むときにも、湯豆腐をよく頼みます。冬場はいいのですが、夏は、冷や奴しかない店が多いんですね。湯豆腐を頼むと、「冷や奴ならあります」という。ちょっと温めれば湯豆腐になるのに、「いいえ、無理です」と断られます。

そんな中、冬でも湯豆腐を出している店を見つけました。

大阪方面に出張すると、日帰りのときはたいてい、新大阪の駅にあるお店で夕食をとるのですが、以前、行きつけのうなぎ屋さんがありました。そこで三十〜四十分、うなぎを肴に一杯飲んで、新幹線に乗ることを習慣にしていたのです。

その店では、一年中、湯豆腐が食べられました。小さなどんぶりに、半丁くらいの湯豆腐が入っていて、とろろ昆布がのせてある。これが旨かった。とろろ昆布の出汁《だし》が、なんともいえない、いい風味を出していたんです。まずこれを食べてからうなぎに入る。それが楽しみでしょうがなかった。

ところが、あるとき、そのつもりで行ったら、お店がなくなっていたんです。もうがっかりしてしまいました。

その話を、次に大阪に行ったとき、講演先の人に話したら、「あのうなぎ屋さんなら、チェーン店が街中にもありますよ」というではありませんか。さっそく、胸を躍らせてその店に行き、湯豆腐を頼んだら、「うちは湯豆腐はやっておりません」といわれた。チェーン店でも、メニューに違いがあるのですね。

「そうですか。残念だなあ」といって、うなぎを食べていたら、なんとお店の人が湯豆腐の鍋を持ってきて、「お客さんのために作りました」というのです。いやあ、嬉しかったですね。

しかも、食べたらこれが旨い。とろろ昆布はのっていなかったのですが、とにかく出汁が旨い。人情といい、食べ物の味といい、私は大阪という町が大好きになりました。

湯豆腐ひとつでも、いろいろなドラマがあり、こんなに幸せな気持ちになれるのです。やはり食べ物というのは、生きるうえで大きな存在なのだと思います。

魚は、刺身で食べるのがいい

貝原益軒は、魚についても『養生訓』で、いろいろ取り上げています。刺身については、生の魚は、よく調えて食べれば、生気があるので、消化しやすくてつかえない、といった記述があります。

つまり、新鮮な生気のあるお刺身を食べれば、胃にもたれたりしないということです。一方で、煮過ごしたり、脂の多い肉、あるいは塩につけて長い間経ったものは、生の魚に比べれば、二流品だといっています。

私は塩ジャケが好きなので、これは容赦してもらうとして、基本的に魚は刺身が好きなんですね。焼いたり煮たりはどうも好きではない。結婚式のときに必ず、タイの切り身を焼いたのが出てきますが、あれが嫌いなんです。でも、こればかりは選べませんからね。

私の晩酌の友は、湯豆腐と旬の刺身が両巨頭で、この二つがあれば満足です。

初ガツオは五月ですね。戻りガツオが十月頃、マグロは一年中いいですし、あとは白身の魚では、タイやスズキ、シマアジなどいろいろ種類が多くて、これも嬉しく食べられます。考えただけで、いのちのエネルギーがあふれ出てきます。

肉はからだにいいのか、悪いのか

肉を食べてもいいのか、悪いのか、ということは、病気をもっている人や、ある年代以上の人にとっては、なかなか悩ましい問題のようです。

がんの患者さんに、「どのような食生活をしていますか」と聞くと、肉をほとんど食べないと答える人が結構います。

食べたくなくて食べないなら、それは構わないのです。ただ、肉を食べるのは、からだによくないと聞いたので、食べたいけど我慢している、という場合は、あまり賛成できません。

自分が「食べたい」と思ったときは、からだが要求している証拠です。もちろん、食べ過ぎはよくありませんが、食べたいと思ったものを加減よく食べて、「旨い！」

と、ときめくことが、いちばんの食養生だと、私は思うからです。

最近読んだ論文によると、いわゆる健康長寿と呼ばれるような、元気な高齢者の特徴は、やはり栄養状態のいい人だというんですね。栄養状態をみる一つの目安は、血液中のアルブミン（たんぱく質の一種）の量ですが、健康長寿の人は、この数値が高いといいます。

血中のアルブミンは、良質のたんぱく質を豊富に含む肉を食べると上がりますが、実際に百歳を超えて元気な人の多くが、肉が好きという話もあります。

私の古くからの知り合いの、内モンゴル自治区に住んでいたアルタンサン先生も、その一人です。アルタンサン先生は、もともと内科医で、二年前に一〇二歳で亡くなりましたが、肉が大好きでした。

内モンゴル自治区は、緑の野菜があまりなくて、みなさん、肉とキノコをよく食べています。肉は、羊の肉がいちばん多く、あとは鶏肉と豚肉も食べるようです。

アルタンサン先生と知り合ったのは、彼が七十歳くらいの頃ですが、当時から肉をもりもり食べ、お酒を旨そうに飲む、という生活をしていました。

彼がいうには「肉は私の石炭だ、酒は私のガソリンだ。この二つがあればいくらでも働ける」ということでした。

私が二年に一度、モンゴルを訪れると、必ずホテルを訪ねてきて、一席、飲む機会を作るわけですね。一緒に飲みながら昔話をしたり、よもやま話に花を咲かせたりするわけですが、彼はそのときもほとんど肉です。肉を食べながら、強いアルコールの白酒《パイチュウ》を飲む。

そんなアルタンサン先生は、百歳を超えても健康長寿を保っていたのですから、少なくともアルタンサン先生には、肉がとても合っていたのだと思います。

だから、年をとったからといって、本人が食べたいと思うなら、なにも粗食にする必要はないわけですね。

自分の好みから、あまり逸脱しない

一方で、私自身のことを考えますと、年齢によって食べ物の好みが変わってきたのも確かです。

都立駒込病院に勤めていた四十代半ばまでは、仲間と一緒にステーキを食べに行くのを楽しんでいました。有名なステーキ屋さんに行って、三〇〇グラムぐらい平気でぺろりと平らげていました。

七十歳を過ぎても、かつ丼が大好きで、行きつけのお蕎麦屋さんへ行っては、お酒を飲んだあとによく食べていました。

お蕎麦屋さんは、居酒屋さんとは少し雰囲気が違って、あまり構ってくれないところが心地よく、それでも頼めばちゃんとやってくれる。一人で物思いにふけりながら飲むにはちょうどよかったのですね。

お蕎麦屋さんにも、酒のつまみはあります。卵焼きがある、イタワサがある、枝豆、そら豆もある。そしてお蕎麦屋さんは、活きのいい刺身を出すところが結構ある。

そういうもので、ビールを一本飲み、あとは日本酒をコップで二杯とか、焼酎のお湯割り三杯を飲む。そして、最後は、大好きなかつ丼を食べてときめく、というのが、いつもの習慣でした。

ところが、最近は、肉をあまり食べなくなりました。カレーライスに入っている肉や、ちょっとした料理に入っている肉も、ほとんど食べません。からだにいい悪いではなくて、好みの問題ですね。

肉を食べるとしたら、上等のステーキくらいで、それもせいぜい年に五～六回です。やはり湯豆腐とか刺身の類のほうが、なんとなくよくなってきたのです。

そういう意味では、一般的な傾向として、年をとるにつれて、だんだん肉類から離れていくのかもしれません。それに逆らう必要はありませんが、肉を食べたいのに、自ら進んで枯れてしまうことはないわけです。

肉がいいとか悪いとかの問題ではなく、食養生は一人ひとり違うということです。まずは、自分の考えに基づいた一定の理念を持ち、その理念も、ときどき踏み外して、大いに喜ぶ。大いに喜んで食べれば、どんな食品も、自然治癒力や免疫力を増すものに変わります。

とにかく、自分の好みから、あまり逸脱しないでやっていくことが、その人にとって、いちばん大事なことだろうと考えています。

世間では、がんにならないためには、どういう食事をしたらいいかということが、盛んに語られています。

私としては、そういう情報にあまり振り回されず、自分の胃袋が欲するものをしっかり食べることが、いちばん大事だと思っています。

どういう食事をしたらいいかではなく、自分がなにを食べたいのか、どういう食べ方をしたいのか、そこをまずしっかり考えます。

日常の食生活の中では、ある程度の原則を踏まえて、あとはからだの欲するままにやっていっても、だいたいまちがいはないと、私は思っています。

調味料、香辛料にもこだわる

貝原益軒の『養生訓』には、調味料や香辛料の話も出てきます。貝原益軒は「あえしお」と表現していますが、「聖人、そのあえしおを得ざれば食い給《たま》わず」と書いてあります。

つまり、調味料や香辛料をうまく活用できなければ、食べないほうがいい、ということです。

「あえしお」というのは、塩分、酒、しょうゆ、酢、蓼《たで》、ショウガ、ワサビ、コショウ、カラシ、サンショウなどを指すようです。

私自身は、うまく活用できているかどうかはわかりませんが、調味料や香辛料は非常に好きです。

たとえば、細かく切ってある白菜の浅漬けに、七味唐辛子を山のようにかけ、それをおかずに、ごはんを食べるのが好きなんです。何杯でもおかわりできます。

塩分も大好きです。塩分はからだによくないという説がありますので、あくまで私の個人的な好みとしてお話ししますが、医学部の学生だった頃、大学の近くに下宿をしていました。

たまたま高校時代の同級生が、歩いていける距離に、新婚家庭を築いていて、当時、彼はすでに社会人でした。よく二人で飲みに行って、夜遅くなると、彼のうちへ転がり込んで、泊めてもらっていました。

朝になると、奥さんが朝飯を作ってくれます。よくご馳走になったのが、白米のごはんと、ものすごく塩辛い塩ジャケでした。塩ジャケは、塩で固めたように固くて、見た目は塩の固まりのようなのですが、これがじつに旨かった。

今でも、私の食事を用意してくれる栄養科の科長に、ときどき「塩ジャケ食いたいな」というんです。そうすると、彼女は二～三日のうちに買ってきます。これがやっぱり、塩で固めたやつなんです。箸の先に引っかかるような固まりが五つくらいあれば、大盛りのごはんが一膳食べられます。

仏教学者の鎌田茂雄先生から、昔、聞いた話も忘れられません。

鎌田先生が遅くまで大学で勉強していて、夜九時頃に家へ帰る途中、渋谷の居酒屋によく寄っていたそうなのです。

このとき、焼酎をきゅっと飲んで待っていると、目の前でおばさんが、串に刺した豚の脂身をコンロの火にかざして、くるくる回しながら焼いている。左手で串を回して、右手で瓶に入ったあら塩をもち、豚の脂身にぱっぱっぱとかけるそうなんです。

「これが旨いんだよ、帯津さん」

という。

そりゃあ、旨いだろうなと思いますね。貝原益軒も、大いに絶賛してくれるでしょう。

寒い冬は、日本酒のお燗と、鍋がいい

冬は冬で、寒いからこそ楽しめる食があります。

私の晩酌は、最初のビールは一年中変わりませんが、冬の寒い日は、ビールのあとに、日本酒のお燗《かん》をつけたのや、焼酎のお湯割りを飲んでいます。

食べ物は、温かいものが旨くなる。なんといっても鍋でしょう。冬になると少しアレンジした湯豆腐を、栄養科の科長が作ってくれます。

たとえば、たらちりです。たらちりは、本来はたらが主役ですが、私にとっては、たらの入った湯豆腐です。それから、アンコウが入った湯豆腐も、冬はいいですね。

もう一つ、若い頃から食べている思い出の鍋があります。八光流柔術（奥山龍峰先生によって始められた護身術）の先生が、よくふるまってくれた八光鍋です。先生の郷里である山形県ゆかりの鍋で、すき焼きと同じ鍋で作るのですが、とにかくタレがものすごく辛いのが特徴です。

鷹の爪をひとつかみ、お湯の中でぐらぐらと煮て、だしのベースにします。そこに牛肉と焼き豆腐、シラタキのほか、ニラ、ネギ、三つ葉など、においの強い野菜を入れ、さらに山形ということで板麩《いたふ》が入ります。

鷹の爪の辛さは強烈で、汁が煮詰まってくるほどに、余計に辛くなります。ふつうのすき焼きも嫌いではありませんが、すき焼きは甘味があるから、ある程度食べると飽きてきます。八光鍋は、いくら食べても飽きません。最後は麺類を入れて終わるのですが、汁も全部飲み干します。

今でも、夜の晩酌に誰か来ると、栄養科の科長がときどき作ってくれます。いろいろな思い出が詰まった鍋ですから、身もこころもぽかぽかに温まります。

貝原益軒に学ぶ酒の飲み方

酒は、昔から百薬の長といいます。貝原益軒の『養生訓』にも、次のような記述があります。

「酒は天の美禄《びろく》なり。少し飲めば陽気を助け、血気をやはらげ、食気をめぐらし、愁《うれい》を去り、興《きょう》を発して、はなはだ人に益あり」

美禄の禄は、俸禄（給料）のことです。ですから、酒というのは、天から与えられたご褒美である、大いなる幸せである、ということです。これ以上の酒の賛美はないでしょう。

ほどよく飲めば、はなはだ益がある。つまり、貝原益軒は、酒を飲むことは養生の一つといっているわけです。私もそう思います。だから、毎日、晩酌を楽しんでいるのです。

養生法ですから、休んではいけません。休肝日なんてもってのほかです。

「酒は、男が品性を高めるために飲む」といったのは、作家の山口瞳さんです。男性に限ったことではありませんが、お酒も飲みようなんですね。

だらだらと惰性で飲んだり、酒の力で強気になって人に絡んだりすると、養生法ではなくなります。

貝原益軒も、大いに酒を褒めている一方で、飲み過ぎてはいけないと、戒めています。また、次のような意味のこともいっています。

「主《あるじ》は客人に対して酒を無理強いしてはいけない」

確かにそうですね。無理強いして飲み過ぎても困るし、飲み過ぎた客人は体調を崩すかもしれない。ただし、『養生訓』では、こうもいっています。

「客人は、主が無理強いしないことをいいことにして、いつもと同じだけ飲んでいてはだめだ」

つまり、いつもよりたくさん飲んで、酔って、主の好意に応えなければならない。そうすることによって、二人の共有する空間のエネルギーが高まって、二人の内なるいのちもエネルギーを増していくということです。

お酒の飲み方で、こうした礼儀をさりげなく伝えているところは、儒学者である貝原益軒の面目躍如といえるでしょう。

老境になるほど酒を飲んで気を養う

これまでにも紹介した佐藤一斎の『言志四録』にも、酒は少量飲めば養生になると書いてあります。

『言志四録』は膨大な養生書です。そこでは、年をとると気が衰えるので、老境になるほど酒を飲んで気を養いなさいといっています。一方、若い人は気が盛んなので酒を飲んでもしようがない。からだを壊すだけだといいます。

これは、私の経験からいっても、そのとおりだと思いますね。

私は大学時代、空手部の猛者たちと、よく飲みました。当時は、酒を楽しむというより、友だちとの交流を楽しむために酒を飲んでいました。だから、無茶な飲み方をして、二日酔いになったり、愚行をしたりしていました。

あのときの酒は、養生とはかけ離れていましたね。あれはいらなかったかもしれない。

ところが、今、私は八十二歳ですが、本当に酒がいいですね。毎日晩酌をするのがものすごく楽しみです。ひと口、ひと口、しっかり味わいながら飲んでいます。まさに、日中、消耗した気を養っている感じです。

佐藤一斎はそれをずばっといっている。これはたいしたものだと思います。

年を取ったら飲まないという人もいます。からだが要求しないというなら、それはそれでいいのですが、飲みたいけど健康を考えてやめた、という話を聞くと、がっかりします。

飲みたいのであれば、やはり酒は続けてもらいたい。楽しんで続ければいいんです。家族の人たちも、酒好きの人に、年をとったからやめなさい、というのは酷だと思います。貝原益軒の『養生訓』には「老人には、味のいい酒をすすめなさい」と書いてあります。

年をとったら酒を控えろとか、量を減らせなんて、ひとことも書いていない。

私も、若いときは、銘柄なんか考えずに夢中で飲んでいましたが、最近は、ウイスキーの「白州《はくしゅう》」のロックを飲むと、思わず「旨いなあ」と感嘆の声が出ます。年をとるほど、酒に愛着をもって飲んでいきたいし、みなさんにも飲んでいただきたいと思うのです。

患者さんの病室にも、こっそり酒瓶を届ける

がんで入院している患者さんでも、本人から「お酒を飲んでもいいですか?」と相

談されたら、私は「構いませんよ」といつもいいます。そうすると、みなさん顔がぱっと明るくなります。これが免疫力、自然治癒力をぐっと上げると思うのですね。

もちろん、肝炎などで、肝臓の機能がうんと落ちている人に、勧めることはさすがにしません。ですが、がんの患者さんで、肝臓に転移があったとしても、肝機能として正常に近いものを保っていれば、本人が飲みたいというときは、「どうぞ」とお答えします。

やはり、辛い治療をやっているときに、ほっとする時間がないと、免疫力だって自然治癒力だって上がってこないと思うのです。場合によっては、私が病室まで、酒の瓶を届けることもあります。

たくさん飲めば悪いに決まっていますが、大病した人は、そういうでたらめなことはしません。放っておいても、味わって少し飲んで、また次の日に回したりして、工夫しながら楽しみます。これがいいんですね。

うちの病院はだいたい個室ですから、隣の患者さんに迷惑をかけることもない。ただ、看護師さんに見つかると叱られるので、「くれぐれも気づかれないように飲んでください」と伝えるのです。

大好きな酒をちょっと口にすることで、その人のこころが大いにときめくのであれば、それは攻めの養生を果たしたことになります。本当に愛おしむような気持ちで飲んでもらったら、喜びも大いに湧いてきて、最高の養生になります。

最後まで酒を楽しんで、旅立って行った人が何人もいます。幼馴染の「てっちゃん」も、そうでした。

てっちゃんは、実家が隣同士で、小さい頃はよく遊んでいました。学校を卒業してからは一度も会っていなかったのですが、あるとき、彼がうちの病院にやってきました。遊びに来たのではなく、肺がんの治療のためでした。

結局、一年ほどで亡くなったのですが、その間、毎月のように二人でお酒を飲んでいました。症状がだいぶ進んでからも、彼がお酒を飲む場所をセッティングして、私を誘ってくるのです。

最後に飲んだときは、鼻に酸素を送るチューブをつけていました。さすがに心配しましたが、てっちゃんは嬉しそうに飲んでいました。もちろん、多くは飲めません。

だからこそ、ひと口、ひと口を、とても旨そうに飲んでいました。

その四日後、彼は亡くなりました。八十年近く前に出会い、本当につきあったのはわずかな期間ですが、よき友でした。あの世でまた、一杯やりたいと思っています。

サプリメントは期待感をもって飲む

食の養生としては、サプリメントを上手に利用するのも一つの方法です。サプリメントは、「旨い」という喜びはありませんが、利用していることで得られる安心感は、まちがいなく養生となります。

安心感だけでなく、免疫力を上げたり、腸内細菌のバランスを整えたり、血液の流れをよくしたり、といった、いろんな働きが期待できます。

私の診ている患者さんたちも、たいてい何らかのサプリメントを飲んでいます。

以前は、複数のサプリメントを飲んでいる人がたくさんいました。七〜八種類はざらで、なかには四十八種類飲んでいた人もいて驚いたことがあります。

こうした飲み方はよくありません。多く飲んでいるということは、一つ一つのサプリメントを信用していないということです。

サプリメントだって、こちらがしっかりとした期待感をもって飲んでいなければ、うまく働いてくれません。だから、七種類も八種類も同時に飲むような、浮足立った使い方はよしましょう、とよくいっていたんです。

ところが、最近は、患者さんはどんどん進歩しています。今はみなさん、一種類か二種類のサプリメントをしっかり選んで飲んでいます。自分がいいと思って選んだサプリメントであれば、私はほとんど変更を指示することはありません。

「あなたは縁が合ってこれを始めたのだから、しっかりやっていってください。手ごたえをみながら、また相談していきましょう」

そう伝えるようにしています。

もちろん、本来は、サプリメントの特徴をしっかり知って、自分にそれが合っているかどうかを考え、選んだほうがいいのです。

健康な人でも、一人ひとり個性をもっています。得意なところもあるし、弱点もある。だから、弱点を補うようなサプリメントを、日ごろからとっていくことがいいと思うのですね。

あとは、安全なもので、値段が手ごろで、科学的根拠もある程度あって、できればしっかりした考えをもっている会社で作っているものがいいですね。

サプリメントの原料のよしあしを判断する三つの条件として、

「まず農薬を使っていないこと。二番目はきれいな水が供給されている土地で作られていること。三番目は、こころのきれいな人が作っていること」

そんな話をしてくれた人がいました。

三つ目の、「こころのきれいな人が作っている」という言葉が、なんとも私は大好きなんですね。

市販品を購入するときは、そこまで見極めるのは困難ですが、パンフレットの内容をよく読んだり、電話で商品の説明をよく聞いたりしながら、自分の納得したものを選ぶとよいでしょう。

私自身は、以前は「朝の気功に夜の酒」をやっていれば大丈夫と思っていました。

でも、知り合いの人が脳梗塞で倒れ、半身不随になってしまったことをきっかけに、血液をさらさらにするサプリメントを飲み始めました。納豆キナーゼという、納豆菌にくっついている酵素のサプリメントです。

納豆そのものも好きなのですが、より大きな安心感を求めて、日々、大きな期待感をもって飲んでいるのです。「こころのきれいな人が作っている」と思うと、さらに大きなときめきにつながります。

Ⅲ　「生」の章

帯津流「粋な生き方」のススメ

私の提唱している攻めの養生は、「ときめき」が基本です。日々ときめくことで、いのちのエネルギーを向上させ、免疫力や自然治癒力を高めていきます。

ですから、私は患者さんにいつも「なんでもいいから、ときめいてください」といっています。私の本を読んでくれている人は、「わかっています」と頼もしい返事をしてくれます。一方で、

「ときめけといわれたって無理ですよ。もう年もとったし、病気だし、ときめくチャンスなんてないですよ」

という人もいます。

でも、そんなことはないのです。ときめくチャンスは、誰でも平等にあります。いくつになっても、どのような状況にあっても、常に驚いたり、感動したりする初々しさを失わなければ、ときめくチャンスはいくらでもあります。

「先生はどういうときにときめきますか？」

と聞いてくる人もいます。これはもう、いっぱいあります。

まず、食べるものに日々ときめきます。私たちの世代は、戦中・戦後の食糧難の時代に育っていますから、食べることに対する喜びは、今の若者の比ではありません。中学に入る頃、かつ丼を初めて食べたときに、こんな旨いものが世の中にあったのか、と衝撃を受けたことを覚えています。その喜びは、七十歳を過ぎても続き、お蕎麦屋さんなどで、かつ丼をよく食べたものでした。

雑誌や単行本の原稿を書くことも、私にとってはときめきにつながります。作家の方たちのように、芸術作品を生み出すわけではないので、楽しくやれるのですね。

朝の太極拳も、毎日ときめいてやっています。病院にいるときは、朝五時半頃になると、仕事の手を休めて道場へ行き、一回だけ一人で太極拳をやります。十分くらいで終わりますが、これをやると、なんとも嬉しいんですね。

女性に対するときめきは、いうまでもありません。年をとってからでも、異性に対する思いというのは当然あります。常に意中の人がいるという状況は、やはりときめくわけですね。

あと、私の場合は酒ですね。晩酌という言葉をいっただけで、ドキドキッと、ときめいてきます。

このように、私のときめきは、どれも平凡な日常です。だから、どなたでも、その気になれば、ときめくチャンスは見つかるのです。そして、ときめきを、日常生活で上手に生かすことが、「粋な生き方」につながります。

この章では私の提唱する攻めの養生にもとづいた「帯津流・粋な生き方」を紹介していきたいと思います。

旬を楽しむ、季節を喜ぶ

粋といわれる江戸っ子は、初ものが大好きですね。マグロの初競りに数千万の値がつくのですから、これこそ粋の真骨頂といえます。

だから、旬のものを楽しむことも、まちがいなく粋な生き方です。

私は江戸っ子ではなく、小江戸と呼ばれた埼玉・川越の人間ですが、やはり旬のものは大好きです。

たとえば、初夏といえば、江戸時代の山口素堂《そどう》の句をすぐ思い出します。

「目には青葉　山ほととぎす　初鰹」

私は、初ガツオが大好きで、そろそろメニューに出そうだなと思って居酒屋さんへ行き、「初ガツオ入荷」なんて札を目にすると、ものすごく嬉しくなってしまいます。

カツオは、たたきにしたものより、刺身のほうが好きなので、どうしても時季を選びます。

春は、タケノコごはんを食べたり、釜揚げシラスをごはんの上に山盛りにのせて食べたりします。

夏は、初ガツオに枝豆、そら豆、新ジャガの煮ものも、よく食べます。

秋は、マツタケごはんに、栗ごはん、ナスの味噌汁があれば最高です。

冬は、生ガキが旨いですね。代替療法の研修で何度も訪れたイギリスのヒースロー空港の中に、シーフードバーがあって、そこでよく白ワインを飲みながら、生ガキを食べました。殻にはりつくような薄いカキなのですが、じつに旨かった。

寒い日は、鍋もいいですね。冬が旬の大根をたっぷり入れた梅安鍋《ばいあん》はおすすめです。

梅安鍋は、池波正太郎さんの『仕掛人・藤枝梅安』という本の中に出てくる鍋で、あさりのむき身と、大根の千切りを、山のように鍋の中に入れて作ります。

ただし、粋な鍋といったら、やはり雪鍋に軍配が上がるでしょう。

雪鍋というのは、鍋の中に、豆腐と一緒に、大根おろしをたっぷり入れて作る湯豆腐です。煮ているうちに、大根おろしが透明になり、大ぶりの豆腐がゴトゴトと動き出します。そこでぱっと食べる。これがなんともいえない粋な食べ方だと思っているんです。

前の章でもお話ししましたが、旬の食べ物には、いのちのエネルギーをぐんと引き上げるパワーが秘められているのです。

老いらくの恋、いいじゃないですか

異性にときめくことも、粋な生き方には欠かせないでしょう。死ぬまで恋をしたほうがいいと思っています。

私は子どもの頃から、女性にときめいていました。もっぱらスクリーンの中の女優さんですけどね。

中学のとき、石坂洋次郎原作の『山のかなたに』という映画のヒロインだった角梨《すみり》枝子《えこ》さんが、ものすごい色気のある女優さんで、一目で恋に落ちてしまいました。角梨枝子さん見たさに、毎晩、映画館へ通ったほどです。これが私の初恋でした。

そんな映画好きの私ですから、若尾文子《あやこ》さんと対談することが決まったときは、これはもう、激しくときめきましたね。当日が待ち遠しくて仕方なかった。

実際にお会いすると、私の憧れていたとおりの若尾文子さんが、そこにいました。まず声がいい。なんともいえない色気のある声です。若いときと全然変わっていません。

目元がきりっとしていて、全体の佇《たたず》まいが凛《りん》としている。凛としていることと色気は、案外、裏表になっているのではないかと思います。若尾文子さんは、まちがいなくそうでした。

じつは、若尾文子さんのことは、一度、お見かけしたことがありました。私が結婚前に、東京・駒込の六義園《りくぎえん》で家内とデートをしていたときのことです。ウィークデイの午前中で、ほとんど人がいなかったのですが、二人で池にかかった橋を渡り始めたら、向こうから男女二人が歩いてくる。

初めは気づきませんでした。だんだん近づいてきたら、驚くべきことに、女性のほうは若尾文子さんだったのです。和服姿だったと記憶しています。橋の上ですれ違いまして、一生の思い出として残っています。

まさか半世紀の時を経て、若尾文子さんと対談できるとは、思ってもみませんでした。これからも、あの色気をもって、凛として生きていただきたいなと思いました。

年をとってからの恋は、情熱的な恋もいいですが、意中の人を見つけるだけでもいいのです。食事をしたり、お酒を飲んだりするときに、一緒に楽しめる女性がいるのはいいものですよ。できれば何人かいたほうがいいと思うんです。

もちろん、女性のほうも、こちらに好意をもってくれないといけません。そのためには、それだけの努力が必要だと思うんですね。そうした向上心があれば、おのずと粋になってくる。老いらくの恋、いいじゃないですか。

仕事に大いに励み、自分へのご褒美も用意する

貝原益軒は、「家業に励むこと」も養生だといっています。

江戸の町では、それぞれの家に、先祖代々受け継がれてきた家の仕事があるわけですね。たくさんのご先祖様が守ってきたから、今がある。

そうした考えで、ご先祖様たちに感謝し、ご先祖様が残した仕事をしっかりやって、世の中の人たちに喜んでもらう。それを自分の喜びとして、家業に励みなさい、というのです。

こんないい養生はないですね。

現在の日本でも、ある年代以上の人間は、だいたい働き者です。定年になって、「仕事をしなくていいですよ」なんていわれると、なにをしていいのかわからなくなる。そんな人もたくさんいます。

私は定年がないので、八十歳を超えた今も働いていますが、やはり仕事をすることが好きですね。

うちは医者の家系ではないので、家業とはいえないですが、それでも先人たちが築いてきた医療という仕事を継ぎ、今はホリスティック医学という新しい形を模索しながら、世の中の人たちに少しでも喜んでもらいたいと思って、仕事に励んでいます。だから、患者さんたちに喜んでもらえたら、それはまちがいなく私の喜びになります。

そして何より、一日、汗水たらして一生懸命に働くと、そのあとの晩酌が旨いんですね。これが私の最大のときめきです。つまり、最大の養生です。

昼間ぼんやり過ごしていたら、晩酌はそんなに旨くない。昼間は大いに交感神経を働かせて、走り回るわけです。それで夕方になるとほっとして、職員食堂で晩酌です。これはもう、ときめきますね。楽しいです。

佐藤一斎の『言志四録』にも、気持ちよく忙しくしているのは養生になるが、ヒマすぎて、何もしないでいたりするのは養生にならないと書いてあります。

そういう意味で、仕事に励む。そして、一生懸命に仕事に励んだあとは、喜びをもって晩酌をする。晩酌で大いに喜んで、大いにときめいて、翌日からまた一生懸命に仕事に励むわけです。

早起きして、朝の時間を大事に使う

貝原益軒は、朝の行事をとても大切にしていました。

彼は、朝の三時から五時の間に起きて、「導引《どういん》」という健康法を行なっていたようです。導引というのは、気功のもとになったもので、からだを揺り動かして、経絡をのびのびさせるとともに、呼吸法で古い気を吐いて、新しい気を入れることを基本としています。

貝原益軒は、両手で足を指圧したり、顔をこすったり、うがいをして口内を清潔にしたり、場合によっては鼻の中まで洗ったりしていたようです。これらはすべて導引なんです。

朝の時間を大事にしているところは、私も共通しています。

病院で仕事をする日は、朝二時半に起きます。そして、三時半に病院に到着して、そこから仕事を始めます。患者さんの診療が始まる前に、机の上でできる事務的なことをすべて済ませてしまうのです。

そして、五時になると、病院の道場へ行って一人で太極拳をします。これが気持ちいいのですね。太極拳が終わると、また自分の部屋へ戻って仕事を再開します。

そのあとは、七時半から患者さんとの気功が始まって、病院の日常業務がスタートするわけです。

ですから、私にとっての朝の三時半から七時半までの四時間は、ちょうど小料理屋さんが店を開ける前に行なう仕込みのようなものです。

小料理屋さんは、お客さんを迎える前に、仕込みをすべて終えて、開店するときには、もうどこからでも来い、という感じで、準備万端整えて、お店を開きますね。

私たち医療者も、患者さんが来院する前に、すべて準備を整えて、こころも調えておく必要があると思っています。そして、患者さんのための仕事に入ったら、それに専念するわけです。

そういう意味で、養生となるのは、ただの早起きではなく、すぐ仕事を始める早起きですね。

早起きして、朝の時間帯に仕事をすると、能率がいいですし、疲れません。なにより気分がいいです。私は「早起き中毒」と呼んでいますが、早起きをするようになるとやめられなくなります。養生のために、ぜひやってみてください。

寝る時間は短いほうがいい

作家の椎名誠さんの『ぼくは眠れない』（新潮新書）という本があります。

一見、深刻そうなタイトルですが、そこは椎名さんですから、明るいタッチで書いていて、読み始めると、それこそ眠れなくなるくらい一気に読んでしまいます。

椎名さんは仕事柄、夜遅くまで仕事をすることが多く、場合によっては朝方までやるそうです。ときどき、夜のちょうどいい時間に仕事が終わっても、原稿を書いて脳が興奮しているから、すぐには眠れないといいます。

加えて、海外へ旅することも多いから、どうしても生活リズムがおかしくなってしまう。

そこで、椎名さんは睡眠薬に手を出します。睡眠薬を飲むとよく眠れる。だけど、本来はこんなものを飲まないで眠らなければならないと考え、睡眠の専門家の人たちが書いている本を片っ端から読んだそうです。でも、結局、眠れなかったというんですね。

結論として、彼は、眠りは睡眠薬に頼るのがいちばん気楽でいいといっています。これも一つの解決でしょう。

貝原益軒は、寝る時間は短いほうがいいと強調しています。睡眠を貪るようにしてとってはいけない、というのですね。眠りが少ないほうが、気の巡りがいいし、体調もよくなるということです。

私も、実感としてそう思います。

私は、眠れなくて困ったことはないのです。夜九時半に寝て、朝二時半に起きますから、睡眠時間は一日五時間です。途中で一度も起きません。布団に入ると、ぱっと寝て、二時半になると自然に目が覚めます。五時間の睡眠で、非常に快適です。

佐藤一斎の『言志四録』には、早起きと、夜の熟睡は、両方とも養生になると書いてあります。

図らずも、私は、とてもいい睡眠のしかたで養生していたことになります。

椎名さんのように、仕事などの関係で、自分の思うように睡眠時間を調整できない人は別として、なるべく早く起きて、そして睡眠時間は短くする。こういう生活が、年をとるにつれて、より大事になってくると思います。

人生の幸福は後半にあり

貝原益軒は、人生の幸福は後半にある、といっています。老境に入るほど、やることなすこと、みんな意味があって、幸福になっていくというのです。

これを実際に証明したのが、江戸中期の随筆家、神沢杜口《かんざわとこう》です。神沢杜口が五歳のときに、貝原益軒が亡くなっていますが、彼はおそらく『養生訓』を読んでいたと思われます。

神沢杜口は、四十歳のときに京都町奉行所与力の職を辞し、四十四歳で奥さんを亡くします。周りの人たちは、娘さんのご家族と一緒に住むように勧めたのですが、彼は断って一人暮らしを始めます。年をとったら一人がいい、というのですね。

家族とは、なにも一緒に住まなくてもいい。少し遠く離れたところに住んでいて、風の具合によって花のにおいが漂ってくるように、ときどき便りがくる、というようなつきあいが、ある程度の年齢になるといいんじゃないか、というのです。

私もそう思いますね。子どもが独立して、ある年齢になったら、少し離れた貸家に住んで、たまに会って酒を飲むとかね。こういう形がいいと思いますね。

一人暮らしを始めて、文筆活動に専念した神沢杜口は、自宅は持たずに貸家に住む。そして、何度も引っ越しを繰り返します。

「どうせ私たちは、仮の世の、仮の身だから、貸家でいいんだ」

と、彼はいい、四十年間で二十八回、引っ越しをしています。

いずれも、田舎に引っ込むことはせず、京都の賑やかなところを好んで住む。市井《しせい》の人になるわけです。

そして、市井の一人暮らしの中で、いろんな人とつきあいます。お蕎麦屋さんや居酒屋さんなどへ出かけては、さまざまな人と交流し、その顛末をどんどん本に書いて、『翁草《おきなぐさ》』という大作を著しました。これは江戸時代の文物や風物を知るうえで、大変貴重な本として、現在も評価されています。

神沢杜口は八十五歳まで生きるのですが、生涯、書くことと歩くことを人生のモットーにして、八十歳頃でも一日二十キロは平気で歩いたといいます。

晩年、彼は「自分は病気ではない。毎日人の世話にならずに自分で何でもやっている。このままあの世に旅立って行ければいいな」ということをいっているのですが、その通りになった。

これは本当にうらやましい一生です。こういうことが、本当の粋な生活で、貝原益軒が狙ったところなのですね。

おそらく、ときめき続けた人生だったのではないでしょうか。

夢中で没頭できるものを見つける

貝原益軒は『養生訓』の中で、「道を楽しむ人は長生きする」という考えを述べています。

道を楽しんでいくと、その道に没頭しているうちに、いつの間にかいのちが永らえていくということです。ただの快楽ではなく、道を楽しむということですね。

私の場合は、ホリスティック医学を三十年以上やってきて、ますますホリスティック医学にのめり込んでいます。

だから、私の道といえば、やはりホリスティック医学ですね。これを早く成就したい。私の代で成就できなくても、少しでも進めて、あとの人にバトンタッチしたい。そう思っているわけですね。

ホリスティック医学を成就するために、力を尽くすことは、喜びも伴います。この喜びがあるから、もう一つの喜びである晩酌の喜びが大きくなってくるんですね。

人間は、日々の生活の中から楽しみを失わないようにしていかないといけない。実際に楽しみをつかんでいるからこそ、いい老後が得られる。そのことを肝に銘じておきたいと思います。

道といっても、そんなに難しく考えなくていいのです。気功でもいいし、呼吸法でもいいし、本気で取り組んでいる趣味でもいい。もちろん、仕事でもいい。

自分がやりがいを感じられるものを見つけて、それを楽しみながら死ぬまでずっと続けていくのが養生で、そういう人は長生きするというわけですね。

本の中にはわくわくが詰まっている

私は本を読むのが、とても好きです。子どもの頃から好きで、終戦直後、本屋さんへ行っても本なんかほとんどない頃、どういうわけか捕物帳が最初に出てきて、銭形平次なんかをよく読みました。

高校時代は、新潮社が文学全集を出すというので、東京・池袋の本屋へ行って行列に並んだ思い出があります。みんな文字に飢えていたのですね。

吉川英治の本を、手あたり次第に読んでいた時期もありました。今も大好きな夏目漱石は、高校のときに初めて親しんで、大学に入ってからもよく読んでいました。

医者になってからは、忙しくて本を読む時間は減りましたが、今も本を買うのは好きなんです。

本を買う店は、だいたい決まっています。私は週末、都内のホテルに泊まって、原稿を書いたり、地方へ講演に行く足場にしているのですが、そのホテルから歩いていける神保町《じんぼうちょう》の東京堂書店にいつも行っているのです。

日曜日の三時頃に行って、各階をゆっくり回って、二時間くらい過ごします。

東京堂書店は、店の雰囲気がクリーム色で、本の紙のにおいがするんです。その中を歩き回るのが好きで、しかも私の好きな本が必ず置いてある。これが楽しくて、二〜三冊買っては、近くにある中国料理の店に行き、生ビールを飲みながら、買ったばかりの本をパラパラとめくるのです。この楽しさといったらない。

もちろん、全部は読めないので、病院へ持ち帰って書棚に入れておきます。これを講演などで出かけるとき、一冊持って、飛行機や新幹線の中で読むのが楽しみなんです。

だから、病院の私の書棚には、まだ読んでいない本がたくさんあります。ふと思い出して読んだりすると、面白い本を発見したりします。

先日も、『西田幾多郎の生命哲学』(檜垣立哉著、講談社学術文庫)という本が書棚にあるのを見つけました。随分前に買った本だと思いますが、読んでみたらじつにいい本でした。

すぐに読まなくても、買い置きしておくと、こうした思いがけない宝物が見つかります。これも楽しいんですね。

ものを書くことは、作り出す喜びがある

神沢杜口のように、ある年齢になってから、ものを書き始めるというのも、ときめきの養生としておすすめです。

神沢杜口の『翁草』もかなりの大作ですが、貝原益軒の執筆活動はさらにエネルギッシュです。貝原益軒は八十五歳で亡くなっていますが、最後の五年間に二百冊以上書いたといわれています。養生法として、じつに粋な生き方をした人だと思います。

私も、ものを書くことが非常に好きなんです。まちがいなく、私のときめきの一つとなっています。

嬉しいことに、いろいろな原稿依頼が舞い込んできます。短いのは四〇〇字詰めの原稿用紙二枚程度ですが、単行本になると数百枚も書かなければなりません。それでも楽しいのですね。

書き始めは憂うつなんです。構想がきちっと固まるまでは、あっちへ行ったり、こっちへ行ったりしますし、そんなに楽しくありません。

でも、構想がある程度決まって、書き始める、そしてちょうど折り返し地点くらいになると、本当に楽しくなってくる。筆は進みますし、原稿用紙に向かうのが楽しくてしようがなくなる。

だから、原稿の依頼を断ったことはありません。感謝しながら次々と引き受けて、締め切りに追われながらやっているわけです。

締め切りが迫ると、また楽しくなる。締め切りのぎりぎりのところで原稿を送る。これがスリルがあって楽しいんですね。

そもそも、ものを書くというのは、もう一つの世界というのを自ら作っていくことになります。ですから、ものを書くことはだいたいが楽しみだと思うのです。書くことは、作り出す喜びがあると思うんですね。

そういう意味では、私も、原稿の依頼が後を絶たないということを嬉しく思って、これからも死ぬまでせっせと書いてみたいと思っているところです。

二十年続けると約束した太極拳の稽古

道を楽しむということでいえば、十年ほど前、中国の太極拳の名人に出会いました。当時、日本で太極拳の指導をしていた、北京の趙耀輝《ちょうようき》先生です。

私はずっと、楊名時《ようめいじ》太極拳をやっていますが、ある気功の集まりの場で、趙耀輝先生の太極拳を見て、度肝を抜かれてしまったのです。それで思わず彼を追いかけて、声をかけました。

「じつはあなたの太極拳に感動したので、ぜひ習いたいのです。ただ、私は毎日忙しいものですから、あなたのところへ習いには行けない。もしできるなら、私のクリニックに来て、教えてもらえないだろうか」

すると、彼が「きっと先生が来ると思った」と、運命的なことをいうんです。そして、「いいですよ。月一回行きましょう。何年くらいやりますか？」と聞いてきた。

私が「二十年やりましょう」といったら、彼が「二十年やると、私は七十五歳になります。帯津先生はいくつになりますか？」というので、「私は九十歳になります」

と答えたら、「ああ、いいですね」ということで、月一回の太極拳が始まりました。毎回、「十三勢《じゅうさんせい》」という短い太極拳を、一時間をめどに行ないます。一対一なので、かなり充実した指導を受けられます。

一時間稽古をして、そのあと二時間お酒を一緒に飲むのが、いつもの習慣でした。趙耀輝先生は、北京ではあまり飲まないそうですが、月一回の稽古の日は、お酒も楽しく飲んでくれて、いい時間でした。

ところが、あるとき彼が、「じつは、北京に引き上げなければいけないことになりました。どうしますか、先生」という。二十年やるつもりだったけど、北京に帰るならしようがないね、といったら、「いえいえ、私は来ますよ。ただ毎月は大変だから、二カ月に一回か、三カ月に一回であれば大丈夫です」というんです。それでは、そうしようかということになりました。

二～三カ月に一回、彼が北京からやってきて指導してもらい、終わったあとに次に来てもらう日を決める、そんな感じでやり始めたのです。

日によっては、私が日中の仕事で疲れていたりして、稽古時間を短くしてもらったこともありました。でも、それでは二十年の稽古にならないので、気持ちを引き締めて、稽古の日には体調を整えておくようにしています。

十年以上経ちますから、自分一人でもある程度の稽古はできるのですが、彼が来て一緒にやると、初めて「あ、そうか」とひらめくことがあるのですね。

趙耀輝先生には、たいしたお礼もしていないのに、毎回、北京から教えに来てもらって、心苦しくもあるのです。でも、先生がおつきあいくださる限り、あと八年、ずっと続けていこうと思っています。

長い時間をかけてゆっくりやっていけば、九十歳になる頃には、人に見てもらってもいいようなワザになっているかもしれない。そう思って楽しみにしています。

人と酒と楽しくつきあうことで、認知症を遠ざける

こころのときめきは、認知症にも楽しく抵抗します。いつか押しまくられて、抵抗しようがなくなるのかもしれないけど、最後まで抵抗して楽しくしていたほうがいい、そう思っています。

どうも私は、楽しく誰かと酒を飲んでいれば、認知症にならないような気がしています。二人で飲んだり、大勢で飲んだりして、話題をあれこれ変えながら、つながりを築いていく。そうした楽しいつながりは、認知症の予防にいいだろうと思っているのです。

だから、神沢杜口のように、毎日、街の蕎麦屋さんや居酒屋さんなどへ行って、そこに集ってくる人たちと楽しく飲食し、それを文章にまとめていくという生活は、脳を衰えさせないためにも、すごくいいと思うのですね。

私の場合は、一日中、居酒屋さんに入り浸ることはできませんが、古くからの友人や知人、あるいは講演先で出会った方たちや、出版社の編集者の方たちなど、さまざまな分野の人と、お酒を飲む機会があります。

あるいは、お酒そのものも、たとえば赤ワインに豊富に含まれているポリフェノールは、アルツハイマー型認知症の予防にいいといわれています。ウイスキーにも少しポリフェノールが入っている。

私がいちばん好きな焼酎には、ポリフェノールは入っていませんが、酒に入っていないなら、酒の肴を考えればいいわけです。

私の晩酌の友は、刺身と湯豆腐が二大巨頭ですが、カツオやマグロに豊富なＤＨＡは、アルツハイマーの予防効果があると期待されています。豆腐のイソフラボンは、ポリフェノールですし、豆腐のレシチンも、脳にいい働きをするといわれています。

だから、豆腐と刺身でお酒を飲む、という私の定番スタイルは、認知症対策には非常にいいんです。それを狙っていたわけではないのですが、気がついたら予防の道を歩んでいた。自分の胃袋に、正直に生きてきたのがよかったのかな、と思っています。

お酒に限らず、趣味で人とつながってもいいのです。仲間とゴルフに出かけたり、麻雀が好きな人は麻雀を楽しんだり、とにかく、何歳になっても人とのつながりを保っていく。一人で孤立しないことが、認知症対策には必要だと考えています。

病にあっても、一日一日を楽しむ

明治時代に活躍した俳人・歌人の正岡子規は三十五歳で亡くなっていますが、充実した人生を歩んだと思うんですね。

晩年は、以前から患っていた肺結核に、脊椎カリエスも加わって、ほとんど動けない状態でした。お母さんと妹さんの世話になりながら、東京・上野の近くの根岸で暮らしていたのですが、薬が切れて強い痛みが走ると、近所の人がびっくりするくらい大きな声で泣いていたといいます。

それでも、食に対する飽くなき欲求は、最後まで失いませんでした。

亡くなる前のおよそ一年間の生活を、日記風に記した『仰臥漫録《ぎょうがまんろく》』という本があります。これを見ると、一日三食の献立がすべて書いてあります。そこには、理想的な食養生の姿が描かれています。

カツオの刺身は何度も出てきますし、マグロの刺身、メジマグロのほか、うなぎのかば焼き、鍋物なんかも出てきます。一つひとつが和食の粋ですよ。

ライスカレーという記述もあります。私が子どもの頃も、カレーライスといわずに、ライスカレーといっていたのを思い出しました。

支那ソーメンというのも出てきます。ラーメンのことでしょうか。

大病を二つも抱え、激しい痛みに苦しみながら、よくもあれだけ食べたものだと感心します。しかも、楽しそうに食べている様子が目に浮かぶのです。食事というのが、やはり喜びなんだと、あらためて教えてくれます。

よくこれだけ吟味して、好きなものを食べたものだと感心します。おそらく、お母さんと妹さんの献身的な看護が、その背景にあったのだろうと思われます。

もう一つ、子規の充実した人生を表わすものとして、根岸の家にいろいろな人が訪ねてきたことが挙げられます。とくに、お弟子さんの高浜虚子《たかはまきょし》、河東碧梧桐《かわひがしへきごとう》は、年中来ていて、病気の見舞いというよりは、とにかく一緒に楽しんでいる。脊椎カリエスで号泣するほどの痛みを抱えている子規のところへ、酒なんか持ってきて、三〜四人で分け合って飲んでいるのです。

子規の親友の夏目漱石は、このときロンドンへ留学中で、訪ねてきてはいないのですが、漱石の話はいろんなところに出てきます。

病気であっても、自分の人生の中のまぎれもない一日ですから、しっかり生きていく。できることを、しっかりやっていく。これがいちばんの養生だと思うんですね。

ベッドに寝ていてもできることはあります。

だから、病気になってから慌てないように、どういう生活が自分にとっていい生き方につながるのかを、普段からよく考えておきたいものです。

そうすれば、病気になったときの生き方も、病気にならないための生き方も、結局は同じことだとわかります。

年中行事を大切にする

毎年、初詣は、年の暮れに済ませることにしています。三十年以上前、元旦に、東京・柴又の帝釈天《たいしゃくてん》へ行きましたら、ものすごい人で身動きが取れなくなり、恐れをなして懲りたのです。

それからは十二月三十一日に、柴又の帝釈天へ行くことにしました。柴又の帝釈天は、私にとって非常に思い入れの深い場所です。

東京都立駒込病院に勤めていた頃、難しい手術が無事に終わるたびに、お参りに訪れていたのです。

手術をするときは、いつも「絶対にうまくいくぞ」「絶対にうまくやらなければいけないぞ」と、祈るような気持ちでメスを持ちます。そして、難しい手術を終えたあと、患者さんが合併症も起こさずに順調に回復していかれたとき、安堵の思いと喜びが入り混じって、誰かにお礼をいいたくなるのです。

たまたま、病院の近くに柴又の帝釈天があったことから、毎回、お礼に通っていました。一人で来るときもあれば、医者仲間と一緒に来て、近くの川魚料理の店なんかへ寄って飲んでいたものです。

もう一つ、帝釈天は、私の大好きな山田洋次監督の映画『男はつらいよ』の舞台としても、特別な思いがあります。柴又の寅さんですね。寅さんの映画は何本も見ていますけど、寅さんの実家で繰り広げられる人々の交流が、なんとも人情味があふれていて、昔から大好きなんですね。

そんなことで、川越に病院を作ってからも、年末恒例の初詣は、柴又の帝釈天に決めています。

メンバーは、その年によって多少変わりますが、最近は、私と、私の片腕のような元総師長の山田幸子さん（以下、山田師長）、山田師長の学生時代からの友人、そして栄養科の元科長、さらに私の静岡の友人の五人で行っています。

帝釈天でお参りしたあと、お札を買って、帰りにみんなで食事をするのが倣いになっています。

柴又のお店は三十一日が休みのところが多いので、浅草の釜飯屋さんや麦とろのお店へ行ったり、あるいは神保町の馴染みの中華料理屋さんへ行って乾杯し、一年を締めくくります。

特別なことをするわけではないのですが、三十年以上も続けていると、一年の中で最後の、この決まった一日が、感慨深く思えてきます。やはり年中行事というのはいいものですね。

毎年いろいろなことがありますが、大晦日に柴又で一度決意を新たにする。これは生きている限り、養生の一つとして続けていこうと思っています。

今年の大晦日も、きっと行くだろうと思います。

遠方のお墓参りも一年一年積み重ねる

私がもう一つ、三十数年続けている年中行事が、育てのおばさんのお墓参りです。

おばさんは、太平洋戦争のさなかに、私の実家へやってきました。うちは両親が商売をしていましたので、私と弟の世話を含めて、家事一切をするために住み込みできてくれたのです。

おばさんといっても、血のつながりはないのです。母親と縁故のある人だったようですが、詳しいことはわかりません。うちに来る以前は、東京の大きなお屋敷に奉公していたようで、そのせいかとてもハイカラな人でした。

私に本や映画のおもしろさを教えてくれたのは、このおばさんです。戦中戦後の窮乏の中でも、万難を排して、本を買うお金や、映画を観るお金を、すべておばさんが工面してくれました。

私が中学生の頃、映画の魅力に取りつかれて、毎日のように映画館に通い、夜の十時近くに帰宅していたときも、父親に見つからないように家の戸をこっそり開けてくれる、そんなおばさんでした。

東大の合格発表の日も、おばさんが一緒でした。帰りに合格祝いでハンバーグをご馳走してもらったのもなつかしい思い出です。

私が今あるのは、このおばさんの影響が非常に大きいと思っています。おばさんは、私が結婚してまもなく亡くなりました。お骨は、おばさんの郷里の北海道・函館の東本願寺函館別院の支院の廟に納められています。

毎年、夏になるとお参りに出かけます。以前は、札幌に住んでいたおばさんの親戚の方と日にちを合わせてお参りし、一緒にお酒を飲むのを楽しみにしていました。

今は、その方も亡くなり、お墓参りに行っても、日帰りですぐに帰ってきます。数年前、夏の時期に忙しく過ごしていたことから、「今年はお墓参りに行くのをやめようかな」と思ったことがありました。

そのとき、たまたま一緒に仕事をしていた出版社の人に、そんな話をしたら、「それはいけません。続けるべきです」と叱られました。その出版社さんは、仏教関係の本を出しているところなので、その影響もあったのかもしれません。

それで思い直して、時間を作り、北海道まで行ってきました。とんぼ返りのような感じでしたが、「やめなくてよかったな」とつくづく思いました。

忙しさにかまけて、三十数年も続けてきたことをやめようと考えた自分を反省しました。戒めてくれた人に感謝しながら、これも養生と考え、また来年から一年一年積み重ねていこうと思っています。

Ⅳ 「気」の章

気功をやると、末は博士か、大臣に？

病院を始めたばかりの頃、気功の道場を作って、患者さんに指導を始めました。広まるまでに、かなり時間がかかり、道場はいつも閑古鳥《かんこどり》が鳴いていたんです。私が一人で練習していると、たまに職員が覗《のぞ》きにくる。興味を持ってくれたのかな、と思っていたら、

「院長、あんなことをしている間に、外来に座っていてくれれば、患者さんが来てお金になるのにね」

そんな陰口をいわれていたことを、あとで知りました。

ある日、思いがけない訪問者がありました。隣町のお母さんが、小学四年生の息子さんを連れてきたのです。

お話を聞くと、息子さんが気管支ぜんそくで、専門の先生の治療を受けているのだけど、ときどき大発作を起こして救急車で担ぎ込まれるといいます。ついては、帯津先生の気功で、なんとか大きな発作を防げないでしょうか、ということでした。

私は気管支ぜんそくの専門家ではありません。でも、道場は閑古鳥が鳴いているわけですから、一人でも来てくれるのはありがたい。

「いいですよ、おまかせください」

とお引き受けしました。そして、毎週火曜日の午後六時に、この少年が自転車でやってくるようになったのです。

毎回、道場で二人向き合って、呼吸法を三十分くらい行なうことにしました。参考までに、次のページで、わりあい簡単な動作で「調息《ちょうそく》」と「調心《ちょうしん》」ができる、八段錦《きん》という功法のうちの一段錦を図で紹介しておきます。

一カ月くらい経ったとき、その少年が、隣の家の小学二年生の少年を連れてきました。その子も気管支ぜんそくなので一緒にやりたいといいます。それじゃあ、やりましょうということになって、そこから三人の呼吸法が始まりました。

正直、子どもさんは、気功の意義が理解できません。だから、そんなに続かないのがふつうなんです。

ところが、この二人はものすごく熱心で、雨の日も、風の日も、カッパを着て自転

八段錦のうちの一段錦

スタート前に、
自然立ちから左足を
肩幅に開き、膝を少し
曲げ、肩の力を抜き、
手は自然に下ろす。
息は吐き切っておく

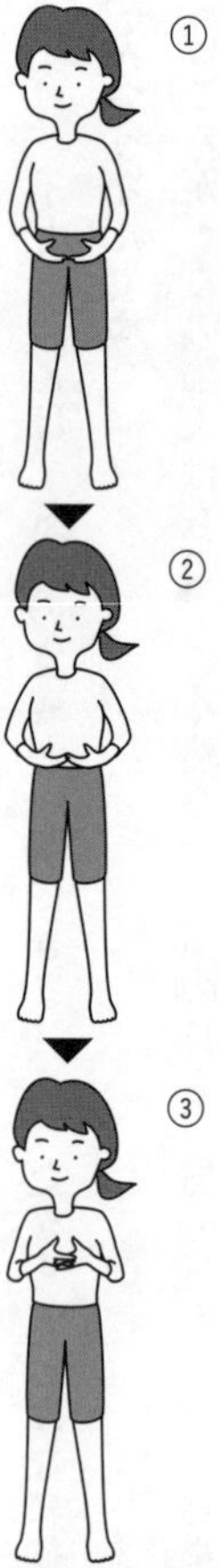

①〜③両手を軽く組み、息を吸いながら、手のひらが上向きになるように上げていく

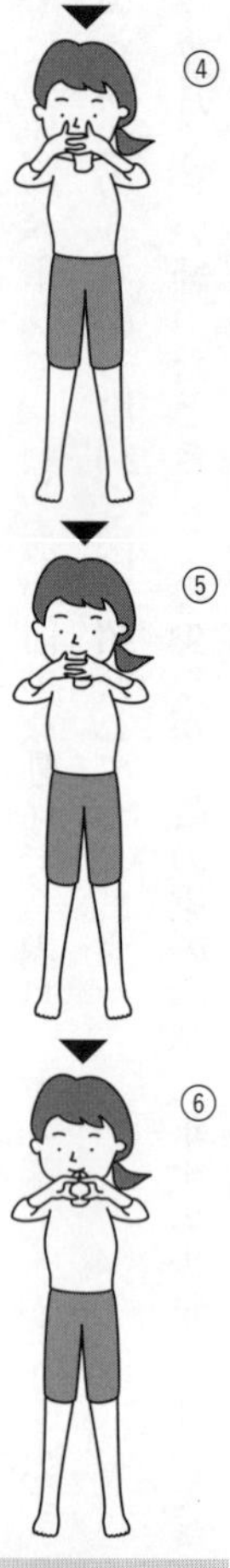

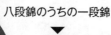

④〜⑥肩の高さで手のひらを返す

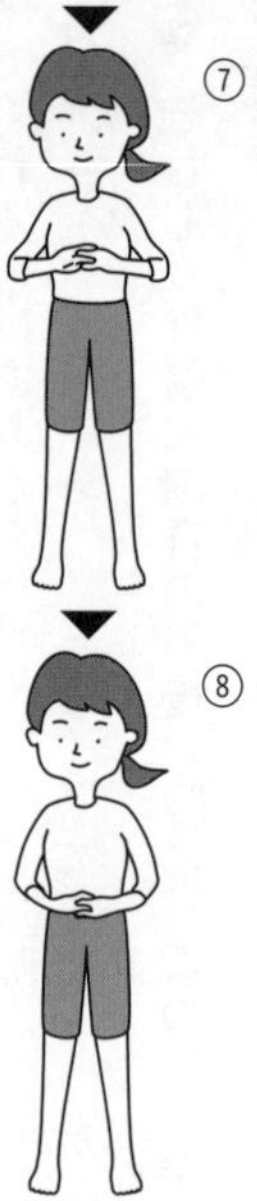

⑦⑧息を吐きながら臍《へそ》の位置まで下ろす

▼ ⑨へ続く

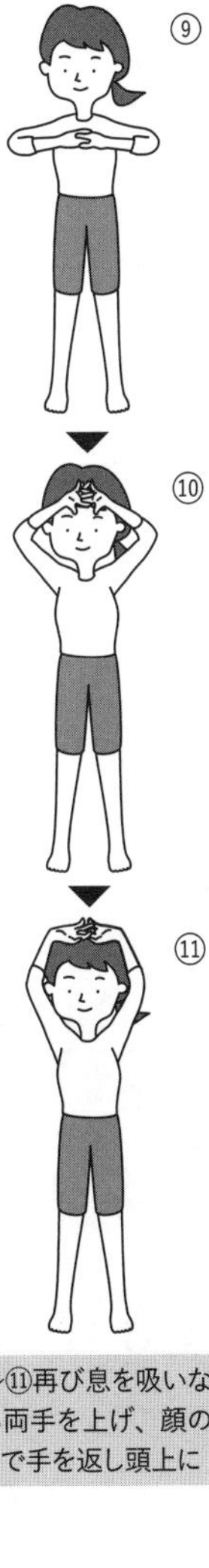

⑨〜⑪再び息を吸いながら両手を上げ、顔の辺りで手を返し頭上に

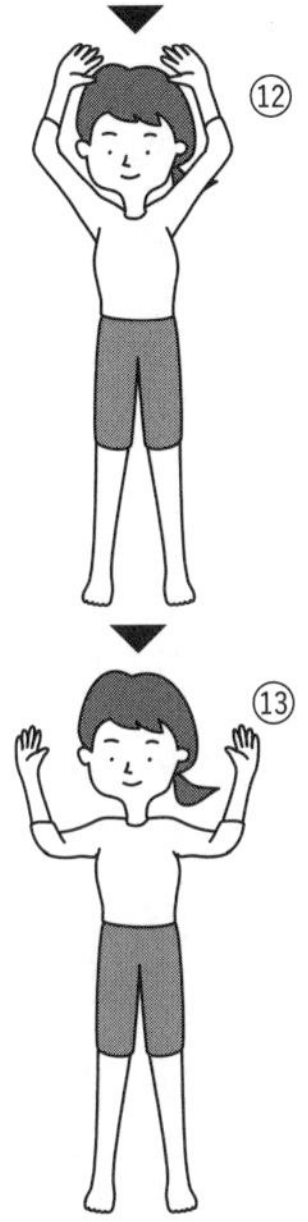

⑭へ続く

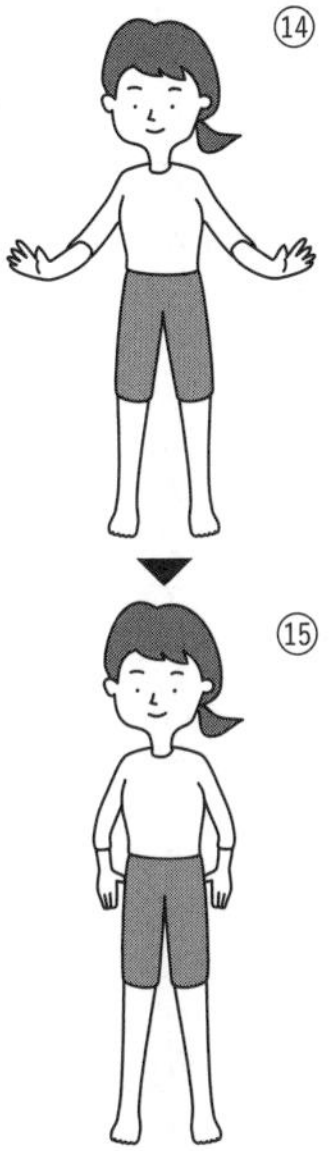

⑫〜⑮息を吐きながら、ゆっくりと両手を左右に下ろし、自然体に戻る

●ワンポイントアドバイス

常に肩の力を抜き、足を両肩幅に開き膝をゆるめたままで行なう。両手を頭上に上げるときは下腹を心持ちへこませ、吐くときは前方に突き出す逆腹式呼吸で行ない、さらに丹田を意識して、丹田呼吸にするとよい。

※『自然治癒力の高め方』
（帯津良一／ごま書房）をもとに作成

車に乗ってやってきます。全然休みません。ときどき、サボっていたり、鼻の中に指を入れてほじほじしていましたが、そこは子どもですから仕方ありません。

なかなかいい少年たちで、結局、小学四年の子は二年やって、小学校二年生の子は四年やって、私のところから巣立っていきました。

うちの道場の第一期生と第二期生です。じつは、彼らは今、成長して、思いがけない人生を歩んでいます。

一人は医者になり、名古屋の病院の救急部門で活躍しています。いずれ川越に戻って、私の病院に勤務してくれるというので、楽しみにしているところです。

そしてもう一人は、東京大学に合格して野球部のキャプテンを務め、そのあとNHKに入って、今は衆議院議員になっています。

これは呼吸法の効果だ。私はそう思っています。呼吸法をやると、やはりどこか違ってきます。

とくに医者は、西洋医学を学ぶ前に、東洋医学的な修行みたいなことを身につけたり、接したりすると、医者としての心構えが違ってきます。彼はいい医者になっていると、私は確信しています。

気功はホリスティック医学の基本

気功は、中国古来の養生法の一つです。私の病院では、ホリスティックな治療のいちばん基本的なこととして、開業以来三十数年、院内の道場で気功を行なってきました。

中国で行なわれている気功は、千種類以上あるといわれていますが、いずれも「調身、調息、調心」の三つを基本としています。

調身は、肩の力が抜けて、臍下丹田腰脚足心《せいかたんでんようきゃくそくしん》（下半身）に力がみなぎっている状態に調えることをいいます。

調息は、吐く息を重視した呼吸法のことです。吐く息を重視することによって、自律神経のバランスを回復し、自然治癒力を高めます。

調心は、雑念を払って、いつでも一点に集中できるこころを作ることをいいます。

この「調身、調息、調心」の三つが揃《そろ》っていれば、すべて気功です。ラジオ体操やウォーキングも、「調身、調息、調心」を心がければ気功となります。仏教の座禅も同様です。

姿勢を調え、息を調え、こころを調えることにより、自らの力で、生命力や自然治癒力を高めていきます。

気功法(以下、功法)による効果の差はないと、私は思っています。その人が、うまく楽しくできればいい、というのが、当初からの私の考えです。

大切なのは、長い間、しっかりやらないといけないことです。短時間やって、ぱっと身につくものではありません。そういうことで、うちの道場も、とにかく長い間しっかりこつこつとやっていくことを、モットーにやってきました。

毎日やるより、長く続けることが大事

気功は、ある程度の遊び心をもって、大いなる喜びを感じながら行ないます。毎日やることよりも、長く続けることが大事です。

毎日やる人も、週一回やる人も、同じように一年経てば一年の気功になりますし、十年経てば十年の気功、二十年経てば二十年の気功になります。だんだん熟達していって、気功の本来の効果が引き出されてきます。

これが気功のおもしろいところで、練習をしていない時間も役に立っているのです。だから、いつも「気功の熟達というのは、日数の関数ですよ」といっています。しゃかりきになってやったから、高いレベルに早く達するというものではありません。

ウイスキーを熟成するために、一定期間寝かせるのと同じで、何もしないで放置しておく日にちも大事なわけです。時間が経つと、それだけの気功になる。そういうつもりで、懐を深くしてやっていくことが望ましいと、私は考えています。

以前、がんの患者さんの気功として、中国で郭林《かくりん》新気功が非常に人気を博しました。これは中国の郭林さんという女性が、自分のがんを克服するために考えた気功です。

私の中国の友人が、北京でがんの患者さんにこの気功の指導をしていたのですが、一日六時間も気功をすると聞いて驚きました。一日六時間も気功を行なっていたら、逆にそれがストレスになってしまいます。

もっと悠々と構えて、雨の日はお休みにするとか、そういった決まりを作り、休んでいる日を大いに楽しむことも大事だろうと、私は考えています。

毎日やらなくても、とにかく自分の生活習慣の中に気功を入れてしまい、だんだんと気功的人間の境地に迫っていく。そういうことを考えながら、焦らずに、こつこつと、日数を稼いでいくということです。それが気功の熟達に、いちばん大きく影響します。

下咽頭がんを克服した気功の達人

ただし、例外もあるということをお話ししておきましょう。

私が全国に展開している養生塾の一つが、岡山県にあります。あるとき、その主宰の人が、郭林新気功を行なっている姿を見て、度肝を抜かれました。これはただものではないと思ったのです。

私はひところ、始終、中国へ行って、気功の達人たちと交流していました。とくに郭林新気功は、がん患者さんの気功ということで、そのエキスパートをずいぶん見てきましたが、彼の郭林新気功は、そうした達人たちと比べても遜色がないのです。

彼にそれを伝えたら、「私の病歴を書いた本がありますから、先生読んでみてください」と、本を渡されました。読んで、またびっくりしました。

下咽頭がんで、やっと決心して手術を受ける気になったものの、担当の医者から、手術をしたあと、食べられなくなったり、話ができなくなったりする可能性がある、といわれたそうです。

彼はすごいショックを受けて、でも助かるためには手術をやらなければいけない。なんとしても、食べることや話すことに障害が出ないようにしようと決意し、手術前に、徹底的にからだを鍛えたそうです。

どうやって鍛えたかというと、手術を受ける大学病院の階段を利用して、駆け上がったり駆け下りたりして、足腰を鍛えたといいます。もう一つは、免疫系を高めるサプリメントを普通量の三倍飲んだというんですね。

手術は無事に成功。術後は、後遺症を克服するために、岡山県の海岸の砂浜で、郭林新気功を一日十時間やったといいます。今はふつうにしゃべれるし、食べることもできます。

一日十時間も気功を行なうというのは、並大抵のことではありません。彼の本を読んで、こういうやり方もあるのだなあ、としみじみ思いました。本人が望むのであれば、しゃかりきにやるのもいいんだと、そう考えるようになりました。

いい仲間を得て、四十年は黙って続ける

中国の上海市立気功研究所には、気功の名人がたくさんいます。私の姿を見ると、腕自慢たちが、「帯津先生、私の気功を見てくれますか」と声をかけてきます。なかには、本当に感動的な気功をする人がいて、そういう人に「あなたは何年やっているのですか?」と尋ねると、異口同音に四十年といいます。それを聞いて、気功というのは四十年やると、人を感動させるような動きができるんだ、と思いました。

以来、うちの病院の道場に集う人たちには「四十年は黙ってやってくれ。四十年経ったら、つべこべいってもかまわないから」といっています。気功の本質的なことなど、質問しないでね、ということです。うちの道場はまだ三十六年目ですから、誰も

つべこべいいません。みんな、ニコニコしながら静かにやっています。

四十年経って振り返り、「ああ、よくここまできたな」というのが気功なんだと思うんです。気功がなにかわからなくても、その道をこつこつと歩んでいくのが、やはりいいのですね。

道場には、がんを克服した患者さんも来ていますが、気功を二十年、三十年やっている人たちを見ていると、ほとんど再発していません。ですから、四十年やると一人前というのは、あながち外れていないことを実感しています。

気功の場合は、気功をやる道場の「場」というのも大切です。一人でこつこつやる時間も必要ですが、いい指導者のもとで、いい仲間を得て、一緒にやる時間を作る。

いい指導者というのは、気功を本当に愛する人であればいいのです。テクニックのうえでの差は、そんなにありませんから、人柄で選ぶのがいいでしょう。いい仲間も同じです。

そうしたことを踏まえて、自然治癒力を高めていくんだという自信をもちながら、年数を重ねていけば、必ず一定の効果が出る。そう思って、みなさんにやってもらっています。

楽しくのびのびやれるのが、あなたの気功法

現在、私の病院の道場では、十五種類の功法を、週に三十番組やっています。いちばん人気のあるのは、やはり太極拳です。三十番組のうち、太極拳が七番組くらいを占めています。

一つの番組に一人ずつ責任者をつけて、患者さんの指導にあたったり、質問を受けたりしています。責任者は、病院の職員のほかに、患者さんたちが自主的に運営している患者の会の人たちにも応援を頼んでいます。

今は、がんの入院患者さんのほとんどが、西洋医学の治療を行なう傍ら、気功に期待して道場へ来てくれます。

最初はみなさん、すべての気功に出てきます。月曜日から土曜日まで、一日中、道場に入り浸って、一生懸命に一つ一つの功法をやっています。二週間もすると疲れが出てきて、熱を出したりする人も少なくありません。そのくらい、みなさん熱心なの

ですね。

でも、十五種類の功法をすべて身につける必要はないのです。「功法に優劣なし」と、私はいつもいいます。最初はいろいろ体験してみて、自分がいちばん伸び伸びとでき、なんとなく好ましく思える功法を選んで、身につけていくのがベストです。

だから、この症状にはこの功法がいい、ということは、私のところでは一切いっていません。自分で最も楽しくできるのが、あなたの功法ですから、自分で選択してくださいい、と伝えています。

気功的人間は「人相」がいい

気功の三要である「調身、調息、調心」が、日常生活のすべてに行きわたっているような人を、私は敬意を込めて「気功的人間」と呼んでいます。

そういう人は、一目見るとわかります。気功的人間は、からだの中で気のエネルギーが高まって、外へあふれ出ていますから、人相がいい。そして、おだやかで、身のこなしが上品でやわらかい。

一つのことに集中できるこころ、他者に対するやさしいこころも備えています。

先にも紹介しましたが、私が好きな先輩に、鎌田茂雄先生という方がいました。鎌田先生は、仏教史が専門で、東大で助教授をされたあと、駒澤大学の教授になった方です。華厳経の大家でした。

以前、東京・谷中《やなか》の全生庵《ぜんしょうあん》という臨済宗の名刹《めいさつ》で、『清風仏教文化講座』という講座を月二回やっていました。当時は、仏教の先生がまずお話しされて、そのあと私が行って呼吸法の話をする、ということを恒例にしていました。その仏教の先生の一人が、鎌田先生でした。

鎌田先生は、合気道の達人で、太極拳もお好きでした。あるとき、対談する機会があって、先生はこうおっしゃっていました。

「帯津さん、太極拳は形ではありませんよ、いのちがあふれ出ればいいんです」

私も同じことを思っていたものですから、嬉しくなりました。

そして、生活習慣の話になったとき、鎌田先生は、朝早く起きて原稿を書き、あとは合気道をやって、夜は焼酎を飲んで寝る、とおっしゃった。

これぞ、気功的人間の模範だ、と思ったのを覚えています。七十四歳で亡くなりましたけど、立派な方でした。

うちの病院の道場で太極拳をやっている患者さんを見ていても、太極拳の年数に関係なく、ひょいと気がつくと、いい人相になっている人がいます。そういう人を見つけると、「ああ、この人は今、いのちがあふれ出ているな」と思うのです。

いのちの躍動が外へ出てきて、人相のよさになり、そして太極拳の動きにも輝きのようなものが出てくる。こういうところに太極拳や気功のよさがあります。

寝たままできる気功もある

寝ながらでも行なえる気功があります。

日本で知られているものでは、江戸中期の禅僧・白隠《はくいん》禅師の「内観の法」(一四〇ページ参照)がそうです。

あるいは、イメージで行なう放松功という気功もあります。頭の先から脚の先まで、ずっとゆるめていって、最後に臍下丹田を充実させます。イメージするだけですから、病気などでからだを動かせない人でもできます。

うちの病院では、ベッドから起き上がれない人でも、本人が希望すれば、職員が迎えにいって、ベッドのまま道場までお連れします。道場でやっている気功は、からだを動かす気功ですが、からだを起こせない人は、みんながやっている気功に合わせて、寝たままイメージで行なうのです。

「イメージで行なうだけなら、道場に来なくてもいいのでは？」

そう思う人もいるでしょう。でも、そうではないのです。道場に来ることに、大きな意味があるのです。

大勢の人が集まって気功をやると、道場の場のエネルギーが高まります。その高まった場に身を置くと、ベッドに寝たままの人も、車椅子の人も、同じように内なる生命場のエネルギーが高まってくるのです。

ですから、私は患者さんにいつも「とにかく道場に出なさい」とお話しします。そして、できることはやる。できないことはやらなくていいので、とにかく場のエネルギーの中に身を置くことが大切だと伝えるのです。

気功でストレスとうまく折り合う

人は誰でも、大なり小なりストレスを抱えて生きていると思います。

がんの患者さんたちのお話を聞いていても、病気のストレスに加え、家庭の中にもそれぞれの悩みや問題があり、なかなかみなさん大変です。

家庭だけでなく、職場や学校、地域社会など、どんな場にいても、誰もが日々、さまざまなストレスに直面し、そのつど困難を乗り越えながら生きていると思います。

「ストレスは人間の宿命である」

そういったのは、作家の五木寛之さんですが、これはもう避けて通れないものとして割り切るしかありません。あとは、どうつきあっていくかを考えていくことになります。

やはり気功をやっていくのが、いいと思うのです。

私は病院にいるとき、毎朝七時半から、患者さんたちと気功をしますが、ストレスがたまっているときでも、気功をやっている三十分は、ストレスから解放されます。

ストレスを感じない時間ができる。

気功が終わって仕事に戻ると、ストレスがまた蘇《よみがえ》ってきますが、気功を始終やっていると、ニュートラルなこころが余韻のように引いていって、日常的におだやかな気持ちで過ごせるようになっていくのですね。もちろん、ストレスはあるのですが、うまくやり過ごせるようになる。

多くの困難が目の前に現われますが、あまり滑らかな道を行くよりは、そういうものを乗り越えていくことによって、力が加わってくる。これもまた、大事なことだろうと思うんですね。

だから、困難に直面しても、一概に退けたり、運命を嘆いたりしないで、ある程度のストレスは自分の傍らにおき、うまくつきあっていく。自分のために現われたと思って乗り越えていくことが大事だろうと考えています。

気功を一週間に一~二回やって、ニュートラルなこころを作る。それが余韻のように、日常生活の中にも漂うようになれば、今の困難を乗り越えやすくなるはずです。

呼吸法——吐く息に気持ちを込める

気功の三要の中の、調息に特化したものを呼吸法といいます。呼吸法は、洋の東西を問わず、古来より養生法として伝えられてきました。

日本の呼吸法の創始者は、江戸時代の名僧で、臨済宗中興の祖とされる白隠《はくいん》禅師です。白隠禅師は一六八五年（貞享《じょうきょう》二年）に、今のＪＲ東海道本線・原駅（静岡県沼津市）の近くの裕福な家庭に生まれました。近くには有名な松蔭寺《しょういんじ》という臨済宗のお寺があります。

十五歳で出家して、有名な飯山（現在の長野県飯山市）の正受《しょうじゅ》老人（道鏡《どうきょう》慧端《えたん》）のもとで悟りを開きます。それで十分と思っていたら、二十六歳のときに禅病になります。禅病というのは座禅をやりすぎて、神経衰弱みたいになることをいいます。

さらに、彼は肺結核も患います。江戸時代の肺結核は今の時代のがんより、もっと大変だったかもしれません。彼はおそらく、いろいろな医者の治療を受けたのだろうと思いますが、思わしい結果が得られない。そこで、京都白河の山中に一人で住んでいる白幽《はくゆう》仙人を訪ねるんです。

白幽さんは、白髪交じりの髪の毛が、膝の下まで垂れ、肌はつやがあって赤々していたといいます。いかにも仙人です。

仏教の白隠禅師が、白幽さんに「内観の法」と「軟酥《なんそ》の法」という、仙人還丹《かんたん》の秘訣を伝授されます。還丹というのは、丹田を練るということで、仙人が自分の丹田を練るときの秘訣を教わってきたわけです。

「内観の法」は呼吸法の一種です。やり方としては、からだを横たえ大の字になって、足と足の間は十五センチ開き、雑念を払い、息を吸うときにはおなかを凹《へこ》ませて、吐くときはおなかをふくらませながら、気海丹田腰脚足心に気を満たしていきます。丹田をしっかり意識し、「ここが本来の自己だ。ここが私の故郷だ。ここが私の浄土だ。ここが阿弥陀様だ」と想像するというものです。

気海は「おへそのすぐ下のツボ」で、丹田はその下の辺りを指します。つまり、息を吐きながら、おなかをぐーっとせり出していき、腰、足、そして足の裏まで気を満たしていく。だから、吐く息重視なんです。丹田という生命の源を意識して呼吸法を行なうことで、生命のエネルギーは高まっていくのです。

「軟酥の法」はイメージ療法ともいえるものです。酥というのは、乳の成分を発酵させたやわらかい乳製品のこと。

正座し、チーズよりも柔らかいこの酥をリンゴくらいの大きさに丸めて頭の上に置いたところを想像し、精神を統一します。酥が体温で溶けて徐々に下に流れていきます。やがてなんともいえない芳香に全身が包まれる感覚になり、からだもこころもリラックスしていきます。

これを行なうことで五臓六腑の気の滞りやからだの節々の痛みが緩和していく効果があります。

白隠禅師の呼吸法のやり方は、貝原益軒が『養生訓』に記しているものと酷似しています。おそらく、白隠禅師は『養生訓』を読んでいたと思います。しかし、『養生訓』では、呼吸法というのは、からだの中で汚くなった気を、吐く息で捨てて、宇宙のきれいな気を吸い込むと書かれています。つまり、吸う息に気持ちを込めろといっています。

これに対して白隠禅師は、息を吐きながら、気海丹田腰脚足心に、気を満たしていけというんです（呼吸法としては白隠禅師のほうがはるかに上です）。

そして、生きながらにして虚空と一体となって、決して壊れることのない「金剛不壊《こんごうふえ》の大仙身《だいせんしん》」を成就しなさい、といっています。それを成就すると、大いなる喜びに包まれる。フランスの哲学者のアンリ・ベルクソンも同じようなことをいっています。

だから、古今東西、養生法というのは、喜びがつきまとうというのが、一つのカギだと私は思っています。

気功の調息も吐く息重視です。吐く息に気持ちを込めると、自律神経のうちの副交感神経が優位になって、休息の状態に入ります。さらに、吐くことによって、からだの中にたまったエントロピー（秩序ある状態を無秩序化するエネルギー）も排泄《はいせつ》され、からだの中の秩序性が高まります。調息というのは、そうした現代医学的な利点があります。

ただ、それ以上に、多少、スピリチュアルなところがあって、吸う息、吐く息で、虚空（宇宙）とつながっていきます。虚空と一体となる。つまり、呼吸法というのは、現代医学的に解釈するだけでなく、スピリチュアルな面にも目を向けることが大事だということを、私は白隠禅師の『夜船閑話』に教えてもらいました。

百年以上の歴史がある「調和道丹田呼吸法」

調和道丹田呼吸法とは、一九〇七年に、真言宗智山《ちさん》派の僧侶である藤田霊斎先生が始めた、伝統ある日本の呼吸法です。

藤田先生は、自分が体調を崩したときに、それを回復すべく、白隠禅師の『夜船閑話』に出てくる呼吸法を勉強したそうです。そして、自分流に体系づけて、新しい道を開いたんですね。それが調和道丹田呼吸法です。

当時の日本は健康ブームで、呼吸法もいろいろ登場したようですが、その中で、岡田虎二郎先生の岡田式静坐法と、藤田霊斎先生の調和道丹田呼吸法が、天下を二分する人気だったといわれています。

私が、調和道丹田呼吸法に出会ったのは、柔術に強くなるために呼吸法を一緒にやってみようと思ったのが最初でした。それで調和道丹田呼吸法の門を叩いて、随分一

調和道丹田呼吸法の基本動作

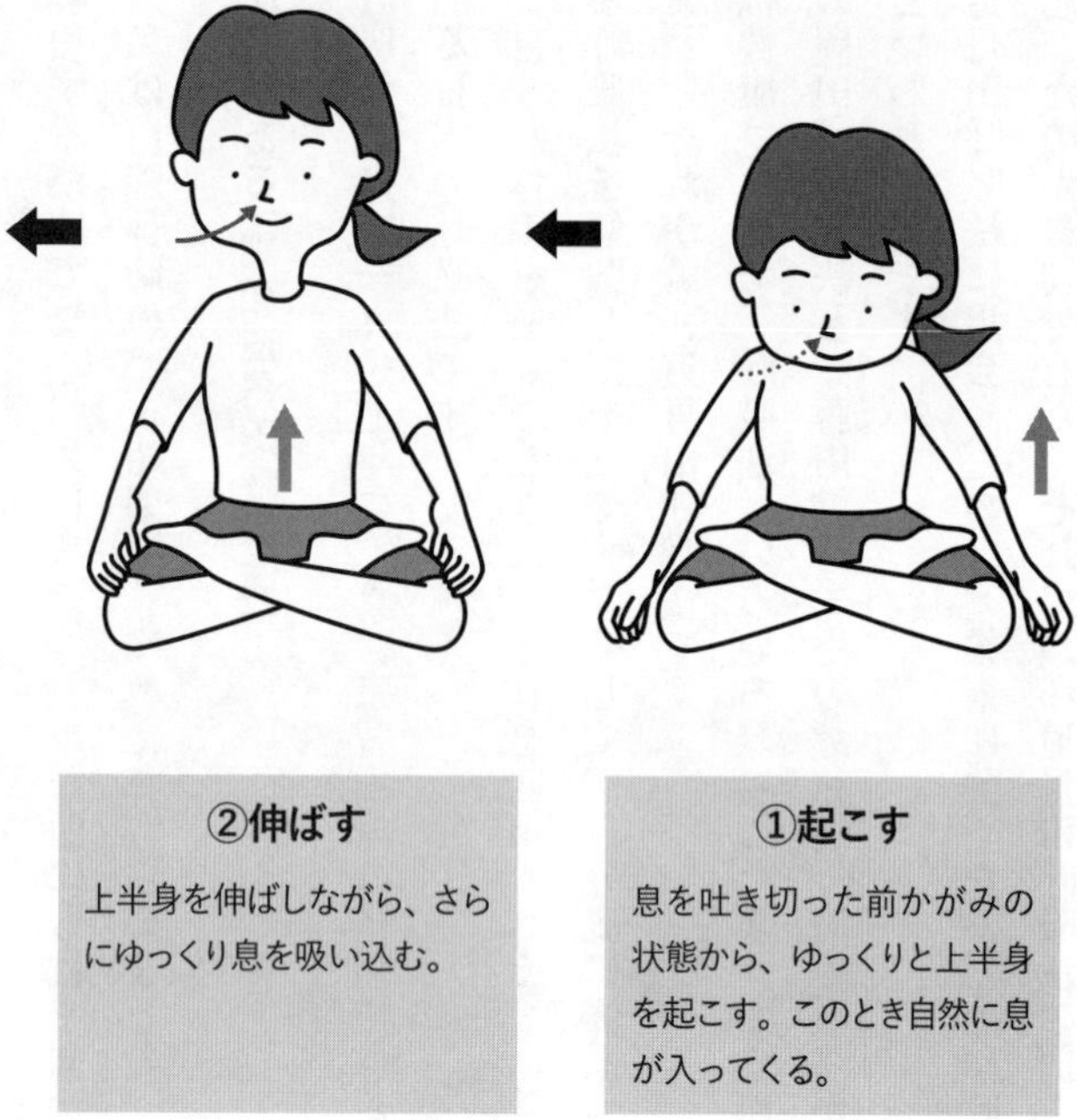

①起こす

息を吐き切った前かがみの状態から、ゆっくりと上半身を起こす。このとき自然に息が入ってくる。

②伸ばす

上半身を伸ばしながら、さらにゆっくり息を吸い込む。

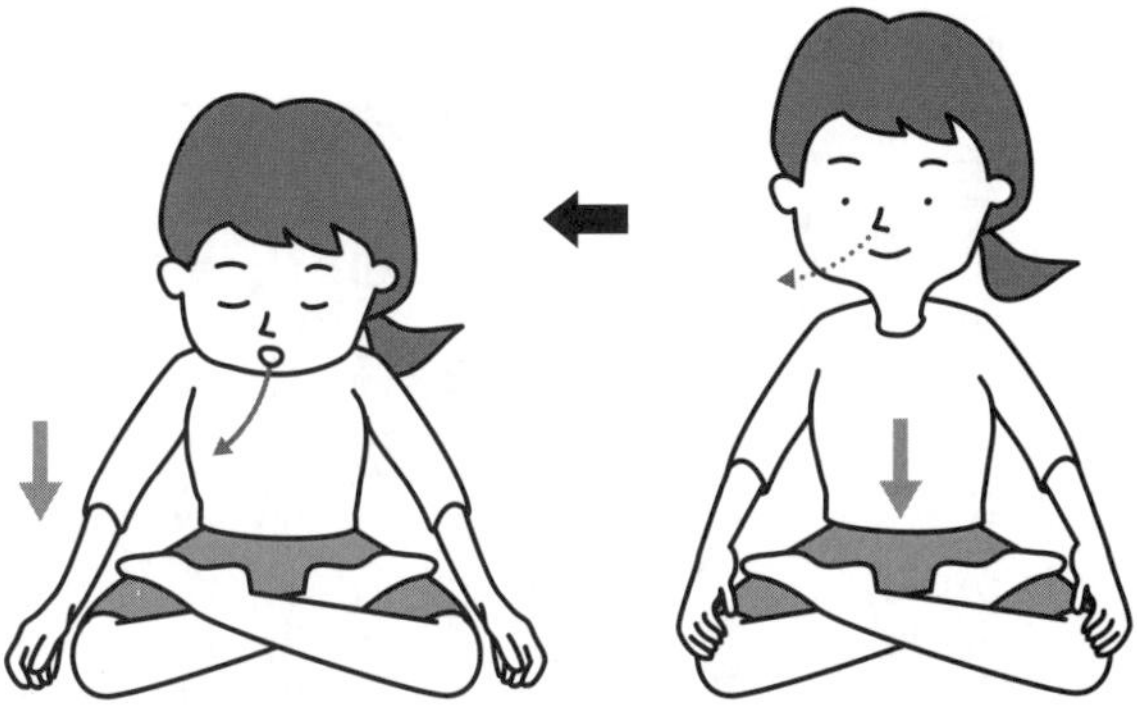

③落とす

みぞおちをゆるめて、上半身を骨盤に向かってすーっと落とす。このとき息は鼻から漏れるという感じ（漏気）。

④曲げる

みぞおちをゆるめたまま、下腹部をいくぶん前に出すような気持ちで、上半身を前に曲げながら息を吐く。

生懸命にやりました。呼吸法をやっているうちに宇宙が見えて、柔術への関心が薄れていったのです。

私の頃の調和道協会の会長さんは、二代目の村木弘昌先生で、内科の先生でした。そして三代目が私で、四代目が日野原重明先生でした。

じつは、この伝統ある調和道協会が二〇一八年に幕を下ろしました。見た目がどうしても地味なんですね。からだをほとんど動かしません。座ったままの呼吸法で、しかもおなかをせり出していって、いつも下腹部が毬《まり》のようにふくらんでいないといけない。これは若い人にとって歓迎すべき状態ではないわけです。

日野原さんのあとは会長さんが不在で、理事の方々はだいぶ努力されたようですが、建て直すのは難しかったようです。

もちろん、協会がなくなっても、この呼吸法の素晴らしさは変わりません。私に宇宙を見せてくれた呼吸法ですから、これからもしっかりやっていきたいと思います。

スピリチュアル・ヒーリング

イギリスには、スピリチュアル・ヒーリングという代替療法があります。イギリス国内では、非常に安定した人気を博しています。

祈りと手かざしによる癒しの方法で、まずは天に祈ります。神ではなく、宇宙の根源に「パワーをください」と祈る。そして、天からいただいたパワーを、からだの中を通して手のひらに集め、これを患者さんに向けて出してあげるのですね。これがスピリチュアル・ヒーリングです。

中国の外《がい》気功に似ていますが、修行を積む必要はないのです。イギリスでは、こういう能力は誰でも生まれながらに持っている、という考えなんですね。

上手い下手はあるけれど、誰でもできるから、みんな臆さずやればいいんだということで、スピリチュアル・ヒーラーを育てる「NFSH（ナショナル・フェデレーション・オブ・スピリチュアル・ヒーラーズ）」という団体があります。ここで一年間の研修を受け、休まずにカリキュラムをこなすと、卒業証書が出ます。試験はありません。

その卒業証書を持って、監督官庁に行くと、営業許可書がその場で出る。これがイギリスの考え方です。

一般の人たちはもちろんですが、クリニックや、セントトーマス病院のような大病院でも、スピリチュアル・ヒーリングをやっています。医療の中に根づいているわけですね。

じつは私も、日本で募った希望者とともに、スピリチュアル・ヒーリングの研修に、毎年通っていたことがあります。最初の年が、一九九六年の二月でした。

初日は、いろいろなオリエンテーションがあり、二日目と三日目は、実際にやっているクリニックへ行って見学しました。そして、四日目から研修がスタートします。

研修施設は、ロンドンから西のほうにしばらく行ったキャンバリーという街にありました。講師は、イギリスのスピリチュアル・ヒーラーズの団体の人で、初日から遠隔治療をやらされました。

私の場合は、イギリスから、日本の埼玉県・川越の病院に入院している特定の患者さんへ向けて、祈りの気を送ったのです。その人のことを思って、その人が何らかのレベルアップができるように祈るわけです。

こうしたことを、三日間にわたって勉強し、日本に帰ってきました。

帰国後、私がイギリスから祈りの気を送った患者さんは、とくに体調の変化はみられませんでした。ただ、回診のとき、その患者さんがふと、

「この間、帯津先生の夢を見ました」

というのです。

その日付が、ちょうど私がイギリスへ研修に行っていた日と重なっていました。祈りが届いたのでしょうか。きっと届いたのだと、私はそう思っているのです。

医療者の祈り、患者さんの祈り

医療をやっていると、祈りというのが非常に大事だと思うようになります。

私は、駒込病院にいる頃、食道がんの手術に明け暮れていました。当時は、ＣＴやエコーなどの医療機器は、臨床に使われていない時代です。

だから、手術前に、食道の内側については胃カメラ、食道カメラで見ることができましたが、食道の外側の情報はわかりません。胸を開けて初めて、「こんなに周りの組織に進んでいるんだ」とか「意外とこぢんまりしているな」とかわかるわけです。

いったん開けてしまうと、これはちょっと大変だなと思っても、そう簡単に引き下がれません。難しい手術になることもあるんですね。

そして手術が終わり、患者さんが集中治療室へ入って、四～五日経ち、一般病棟へ帰る頃になると、手術がうまくいったことで誰かにお礼をいいたくなる。それで私は、東京・柴又にある帝釈天へ、病院から電車を乗り継いでお参りに行っていました。夕方行って、お参りしてお礼をいい、山門のすぐ近くにある日本料理の店で、一杯傾けて帰ってくる、そういうことをしばしばやっていました。

医療の場では、患者さん自身の祈りもあります。

私が担当したがんの患者さんで、西洋医学の治療が効かず、食事療法や漢方薬、呼吸法など、思いつく限り何でもやって、あとは祈りまくったという人がいました。道を歩いていて、神社仏閣があると入っていって祈り、自分の両親のお墓にも、何度も足を運んで一生懸命に祈った。とにかく、なんでもするから、自分のからだを治してくれるように祈ったといいます。

祈りが通じたのか、一時期の危険な状態から回復して、お元気になりました。最近、別の理由で亡くなりましたが、がんが再発することはありませんでした。

こうしたケースを目の当たりにすると、やはり必死の祈りは、神仏に届くような気になります。

ただ一方で、ご利益《りやく》を狙った祈りというのは利かないと断言する人もいます。アメリカの精神科医のラリー・ドッシーがそうです。彼は、統合医学やホリスティック医学のオピニオンリーダーの一人ですが、祈りについて非常に詳しく勉強し、一冊の本を出しています。

その中で、現世ご利益の、対価を求めるような祈りは本来ではなく、大事なのは祈りに満ちた日々だといっています。要するに、天に感謝し、神に感謝し、仏に感謝する。それが本来の祈りだというわけです。

私は、ご利益を求めているわけではないのですが、やはり医療には祈りが大事だと今も思っています。

病院の私の部屋には、神棚の代わりに、中国の方にもらった観音像を八体置いた棚があります。毎朝、病院に到着すると、その観音様に向かって、白隠禅師の「延命十句観音経」を唱えているのです。

延命十句観音経は、非常に短いので二〜三分で終わります。私はせっかちなので、般若心経では長すぎるんですね。だから、延命十句観音経がちょうどいいのです。

最初の頃は、廊下を歩いている人に聞こえないように、声を出さずに心の中で唱えていました。そのことを、仏教学の鎌田茂雄先生に話したところ、怒られました。

「腹の底から絞り出すような声でやらなければだめだ」

そういわれましたので反省し、大声で唱えることにしました。

今は、朝の三時半頃から、誰に遠慮することもなく、腹の底から大きな声を出して唱えています。これが気持ちいいんですね。

この時間帯に廊下を通る人はまずいませんが、たまたまなにかの用事で通った人がいたら、私がどうかしてしまったのではないかと思うでしょう。そのくらいの勢いでやっています。

もう何十年も続けていて、一つの朝の日課として、すっかり板についています。これからもやっていこうと思っています。

最後に、この延命十句観音経を掲載しておきましょう。

観世音（かんぜーおん）
南無仏（なーむーぶつ）
与仏有因（よーぶつうーいん）
与仏有縁（よーぶつうーえん）
仏法僧縁（ぶっぽうそうえん）
常楽我浄（じょうらくがーじょう）
朝念観世音（ちょうねんかんぜーおん）
暮念観世音（ぼーねんかんぜーおん）
念念従心起（ねんねんじゅうしんきー）
念念不離心（ねんねんふーりーしーん）

V 「老い」の章

人のために尽くすという生き方

粋な生き方をして、日々養生に励み、胸の中に死後の世界をなんとなく予感している人は、一目見るとわかります。みなさん共通して、凛として老いている。これを最初に感じたのが、佐藤初女《はつめ》さんでした。

初女さんは、青森県弘前市の岩木山の麓で、「森のイスキア」という癒しの場を主宰していました。二〇一六年に亡くなりましたが、じつは亡くなる前年、初女さんが主宰している「森のイスキア」へ行って、一晩泊まってきました。これが二回目の訪問でした。

森のイスキアという名前は、昔、イタリアのナポリに何不自由なく暮らしていた大金持ちの息子がいまして、あるとき、お金も女性の愛もすべてが満たされたと思った途端に言い知れぬ虚《むな》しさにとらわれ、そのこころを癒すためにイスキア島（イタリア南西にある火山島）に行き、元気を取り戻して帰ってきたという話に由来しています。

初女さんの「森のイスキア」にも、こころに何らかの痛みを抱えている人が訪ねてきます。そして、一泊して帰る頃には、みんな少し癒されて帰って行く。それがなぜなのか、一回目に訪れたときはよくわからなかったのです。

二回目に訪れてみて、いろいろ考えるうちに、なんとなくわかったような気がしました。

初女さんはクリスチャンで、キリスト教の精神に基づいて、これからの人生は、人に奉仕すること、人のために尽くすことをやってみたいと考え、「森のイスキア」を作ったといいます。

世の中であまり受け入れられていない人が、なんとか受け入れられたい気持ちで「森のイスキア」を訪ねるということが、結構あるのだろうと思うんです。彼女がこころを広く開いて、これを受け入れていくわけです。

そのときに、やはり食べるものですね。食というものを初女さんは非常に大事にしていて、とくに有名なのが、おにぎりです。ごはんを手で握るのです。

やはり私たち日本人は、瑞穂《みずほ》の国に生まれていますから、米は欠かせない存在です。私自身、晩酌を生きがいにしていますが、晩酌の最後に、必ずごはんを食べます。

初女さんのおにぎりは、瑞穂の国の風土がもたらす何か素晴らしいエッセンスを含んでいて、さらにはまた、手で握るというところに、なにか意味があるように思います。それも、指先で握るのではなく、手のひらで握るのだといいます。手のひらといえば、中国の外気功や、イギリスのスピリチュアル・ヒーリングの手かざしを思い出しますが、初女さんの手のひらからも、本来的な気のようなものが出ていたのかもしれません。それがおにぎりを通して、訪ねてきた人たちを癒している。そんな気がしました。

それからもう一つ、初女さんは、祈りの人だと思うのです。つねに祈っている。祈りに満ちた生活をしている。となると、森のイスキアの場が、祈りの場になるわけです。

祈りの力が満ち満ちている場に、外から来た人が一泊して、お酒を飲んで、そしてくつろいで、寝て、初女さんのおにぎりを食べて、帰って行く。この一連のすべてが、訪問者にとっては養生になっている、そんな気がしました。

そして同時にそれは、初女さん自身の養生にもなっていたと思うのです。佐藤一斎の『言志四録』の中には、養生の秘訣は人を敬うことだと書いてあります。この言葉が、人を敬い、人のために尽くしている初女さんと重なったのです。

この二回目の訪問のとき、初女さんは九十三歳でした。

はつらつとして、凛として老いる

最初に「森のイスキア」を訪ねてから、毎年二月に、初女さんが埼玉県・川越まで来て、講演をしてくださるようになりました。うちの病院に来て、入院患者さんにおにぎりを作ってくださったこともありました。

講演は昼間の時間帯でしたので、私は一度も参加できなかったのですが、夜の懇親会にはできるだけ出るようにしていました。

初女さんが九十歳のとき、私はいつものように懇親会の場所に早めに行って、お待ちしていました。すると、なぜか急に不安になりました。一年ぶりの再会でしたので、初女さんがお変わりになられたのではないか、気になったのです。

そうしたら、初女さんがやってきました。和服に身を包んで、こちらへ近づいてきます。すぐにホッとしました。歩き方がいいんですね。背骨をぴしっと伸ばして、音もなくすっすっと歩いてきます。

私の隣の席へ来られて、ごあいさつしました。近くで見ると、肌の色つやもいいし、目も輝いていて、人相がいい。前年にも増して、はつらつとしておられた。

そのとき、「凛として老いる」という言葉がパッとひらめきました。

人にはいろんな老い方があります。フットワークが悪くなるとか、顔のつやが失われるとか、人相に陰りが出てくる場合もあります。でも、初女さんには、そうしたものがいっさい感じられませんでした。

料理もおいしそうに召し上がっておられましたし、お酒も結構飲んでいた。とにかく、はつらつとしていて、「凛として老いているな」と思ったんです。

そんなことを、佐藤初女さんを見ていて感じました。

私と初女さんは十五歳違うのですが、このあと十五年、初女さんのように凛として老いてみよう、そんな気持ちになったのを、つい昨日のように覚えています。

数年後、初女さんが病気を得て、川越の病院に診療のために何度かお見えになりました。そして、彼女の半世紀にわたる活動が、写真を中心に紹介される本が出ることになったんです。

そのとき、私に、本の帯に載せる言葉を書いてほしいと出版社から依頼がありました。私は「老いてなお凛として」と一行書き、二行目に続けて「北の空にこだまする魂の記録」と書いたのです。あの弘前の空に、こだまが聞こえるようにと思って、そう書きました。

本が出るときはもう、初女さんはいらっしゃいませんでした。でも、最後のところで、帯の言葉を通じて、初女さんと最後にまた、深いつきあいができたような気がしてほっとしているのです。

享年九十四。立派な最期だったと思います。初女さん自身も、悔いはないと思います。

凛として老いている人に共通しているのは、外見的には粋な生き方を実行し、胸の中には煮えたぎるものを持っている。そして、なんとなく死後の世界を予感している感じがすることです。

いずれ死後の世界へ飛び込んでいく準備と覚悟がしっかりできている。佐藤初女さんは、まさにそういう方でした。

病を得てもなお、人のために力を尽くす

老いるという言葉を使うには、まだ若いですが、以前、対談したことのあるアグネス・チャンさんも、人のために力を尽くす祈りに満ちた人でした。

アグネス・チャンさんは、二〇〇七年に乳がんを患っています。当時、三人目のお子さんがまだ小学生で、クリスチャンの彼女は神様に祈ったといいます。

「この子が義務教育を終えるまで、あと五年生かしてください」

祈りが届いたのか、通常の手術と治療で、元気になりました。そして、お子さんが義務教育を終える年になったとき、やはりもう少し生きたいと思い、神様にあらためてお祈りしようと考えたそうです。

でも、五年も生かしてもらって、さらにまた寿命を延ばしてもらおうなんて、図々しい気がしてできなくて、「神様におまかせします」と委ねたそうです。これはなか

なかできないことだと思います。

乳がんの手術を受けた翌年には、日本対がん協会「ほほえみ大使」に就任し、乳がんの患者さんたちが、リレー方式で交替しながら二十四時間歩き続ける「リレー・フォー・ライフ」というチャリティーイベントにも参加しています。

大病を患う前から、ボランティア活動などを積極的に行なっていたようで、四十代前半で初代日本ユニセフ協会大使となり、さまざまな国を訪問して、子どもたちの境遇の改善に力を尽くしているということでした。

私が、患者さんの死の不安をやわらげるために、いつも「今日が最後の日」と思って生きているという話をしたところ、アグネス・チャンさんは、「私は毎日、今日も一日生きられたと思って生きています」といっていました。今日は立派に生きられた、今日が私の誕生日だと、そう思うことにしているそうです。

言葉の表現は違っていますが、目的とするところは同じだろうと思うんですね。私は患者さんのため、アグネス・チャンさんはご家族のために、今日一日、今の一瞬を大事に生きている。

さらに彼女の場合、ユニセフの仕事や、乳がんに関する活動など、さまざまな場で社会奉仕に力を尽くしています。私より二十歳も若い人ですけど、感動しました。

私が太極拳をやっているといったら、ぜひ習いたいというので、ある雑誌の企画で、半年間、太極拳を楽しんだことがあります。

疲れを感じさせないフットワーク

凛として老いる、という大テーマを意識するようになってから、そうした生き方をしている人が結構いらっしゃることに気づきました。宗教学者の山折哲雄さんも、そのお一人です。

山折さんと、初めて親しくお話しさせていただいたのは、日本ホリスティック医学協会のシンポジウムの席でした。山折さんをお呼びして、私と対談するという企画があったのです。

対談は、舞台の上で大勢の聴衆を前に行なうわけですが、このとき、山折さんの相手に対する思いやりというものを強く感じました。私が話しやすいように、私の関心のあるテーマのほうへ、さりげなく誘導してくるのです。

「ああ、いい人だな」

お話をしながら、そう思いました。

そして、シンポジウムが五時に終わり、五時半からの懇親会に山折さんをお誘いしたところ、

「私は家が京都なので、まっすぐ帰ります。やはり晩酌は家がいいですよ」

とおっしゃいました。この言葉を聞いて、ますます尊敬の念がわいてきました。私自身、晩酌は一人でじっくりやるのが好きだからです。

次に山折さんとお会いしたのは、「気の医学会」のシンポジウムの席でした。これは中国医学の気に関心をもっている医者で構成されている学会ですが、山折さんを講師としてお招きしたのです。

山折さんはその前日に、和歌山の新宮《しんぐう》で講演するので、そこで一泊して、朝、向こうを発《た》って東京へ来て、午後から講演をしてくださることになりました。

昼食をとっているとき、山折さんが会場に到着されました。そのあと、休む間もな

く、午後一番でお話しされたんですね。

当時、山折さんは八十歳を優に超えていました。まったく老いを感じません。顔色はいいし、歩き方がやっぱりいいのですね。お話も、経験を積んでいますから、非常にうまい。

講演が終わったあと、しばらく次の演者の話を聞いておられましたが、急に思い立ったように、「そうだ、NHKに行かなければいけないんだ」といって、急いで会場を出て行かれました。

疲れを感じさせないフットワークの素晴らしさに、あっぱれという思いでした。

そのまま京都へ帰られると思っていたら、夜の懇親会にも顔を出してくださった。私のすぐそばに座って、赤ワインを飲みながら、

「今日は、東京のホテルで晩酌をやるので、ここでは飲みませんから」

とおっしゃる。

結局、赤ワインを二杯ぐらい飲んで、「じゃあ、失礼する」といって、足早に帰って行かれました。山折さんにとって、赤ワイン二杯は、晩酌の範疇にないということ

でしょう。

この方も、凛として老いているな、と思った次第です。

李白を彷彿させる、いい酒飲み

凛として老いる人といえば、私の太極拳の師である楊名時《ようめいじ》先生も、まちがいなくその一人です。

楊先生は、私のちょうど一回り先輩でした。太極拳の師といっても、楊先生から直接、太極拳を指導していただいた記憶はないのです。

思い出すのは、お酒をご一緒した記憶ばかりです。月に三回、ご自宅に伺って一緒に飲んでいました。このおつきあいは、六〜七年はゆうに続いたと思います。

月に三回も、ご自宅を訪ねていた本来の目的は診察でした。

盲腸の手術をした傷跡に、腹壁瘢痕《はんこん》ヘルニアと呼ばれる症状が出て、別の病院で緊急手術を受けたものの、どうもおもわしくない。そこで、私の病院で診てほしいといって移ってこられたのです。

検査の結果、腸管の中で少量の出血が続いていて、貧血が起こっている状態でした。あまり慌てずに、ゆっくりいこうということで、半年間かけて調整し、最後に手術をしてすっかりよくなり退院しました。

退院してまもなく、私のところに電話がかかってきました。「まだ自信がないから、一度往診してくれないか」といいます。さっそく、楊先生のお宅へ行って、居間に入った途端、「往診をしてほしい」というのが口実だとすぐにわかりました。部屋の真ん中に、酒の支度がしてあったのです。

楊先生は素知らぬ顔で、ぱっと横になって腹を出し、「さあ、診てくれ」といいます。ちょっとおなかをさわったら、「もう大丈夫」といって起き上がり、「まずは一杯」なんていってくる。私も嬉しくなって、「それじゃあ」と腰を据えて飲み始めたのでした。

この月例会には、一つだけ決め事がありました。お酒を飲み始める前に、次に会う日を決めるのです。だから、六〜七年も続いたのですね。

楊先生は、ものすごくいい酒飲みです。中国の唐の詩人・李白の酒はこうだったのではないだろうかと思うような、粋な酒の飲み方をされます。

人の悪口は絶対にいいません。それから、テレビや新聞を賑わせている事件のようなことも一切いわない。太極拳についての教訓じみたことも話しません。翌日には、なにを話したのか覚えていないほど、たわいのない話ばかりをしていました。

たわいのない話なのに、不思議なくらい話は尽きなくて、じつに楽しい時間でした。こういう酒を酌み交わせる相手は、なかなかいません。

楊先生は、酒が強くて、酔って乱れることはありません。いつも彼が日本酒を飲み、私が楊先生の故郷である山西省原産の汾酒《フェンチュウ》というお酒を飲んで、これが本当の日中友好だといっていたことを懐かしく思い出します。

六十代、七十代は、ときめきのチャンスが増える

凛として老いている人たちと出会う中で、自分の「老い」と向き合ってみました。

私は六十歳になったとき、自分が老いたという意識はまったくありませんでした。

まず体力があまり衰えていない。大宮駅で新幹線に乗り遅れそうになり、駅構内の

コンコースを全速力で走ったこともありました。

二〜三日経って、患者さんからハガキが届き、「先生、この間は大宮駅の中を全力で走っていましたね。人間があれだけ速く走れるとは思いませんでした」と書いてあった。そんなに夢中で走っていたわけです。

だから、思いきり走れたことはまちがいない。そんなに体力は落ちていなかったのです。

ただし、人生に対する知識や見識というものは、五十代までとは違っていました。読書する機会も増えましたし、執筆の依頼もいろんなところから来るようになりました。

そして、六十代は、人生最大のモテ期でした。学生時代は空手部に籍を置き、酒と麻雀に明け暮れていて、女性の入り込む隙はありませんでした。いわゆる硬派だったんです。

結婚してからも、三十代、四十代、五十代、家内以外の女性にこころを動かしたことはありません。非常にまじめな亭主だったんです。それが、六十代になったら、急にモテ始めました。

そういうことで、六十代はときめきのチャンスが多く、いろんな意味で養生になっていたような気がします。

七十歳になったら、急に周りの人たちが、古希のお祝いをしたいといって、あちこちで祝いの席を設けてくれました。嬉しかったのですが、自分が老いたという感覚は一切なかったのです。

むしろ、七十代も悪くないなと思ったんです。体力もそんなに落ちていなかった。

七十代半ばの頃、NHKのロケで茨城県に行った帰り、今度は特急電車に乗り遅れそうになって、駅員さんに「走ってください」といわれて、改札口から走りました。階段を昇って、跨線橋《こせんきょう》を渡って、そして階段を駆け下りて、電車へ飛び乗った。

その姿がよほどおかしかったとみえて、車掌さんがニコニコしているんです。でも、私はそれほど息を切らしていなかったし、六十代で大宮駅の構内を走ったときと、感覚的には同じでした。だから、あまり年を取っていないな、と思った。

女性にモテるのも、全然変わりませんね。地方へ講演に行くと、まず握手するでしよ、そのうちハグをしてくる女性もいる。これは悪くないですね。

それから、七十代になっても、ものを書くチャンスはどんどん増えています。それに伴って、本を読んで考えるチャンスも増えている。七十代もいいな、と思ったのです。

七十代が終わりに近づいたとき、ふと、仏教学者の鈴木大拙《だいせつ》さんの言葉を思い出しました。

鈴木大拙さんは八十代を前にして、「八十の風光やいかに」とおっしゃったそうです。八十代になって、世の中がどう見えるだろうかと、これに期待をしたわけですね。わくわくするような気持ちがうかがえます。

私もそういうふうにして、八十代を待ってみたいと思ったのを覚えています。

初々しいこころをもって、おどおどと生きる

ところが、いざ八十歳が近づいてくると、死ぬ日が、今までより目前に迫った感じがしました。「その風光やいかに」なんて悠長に構えている場合ではない気がしてきたのです。

いよいよ最後の大仕事にむけて、これまで営々と築いてきた攻めの養生を一気に加速し、いざとなったら死後の世界へ突入する、そういう心構えをしっかりもって、日々暮らしていかなければならない、そんな思いが強くなったのです。

そうした折、九十六歳の大先輩と対談する機会を得ました。

この方は弁護士さんなのですが、最初は東京都内の弁護士事務所で対談する予定でした。九十六歳の大先輩に、私のクリニックへ来ていただくのは失礼だから、私のほうで出向きますと伝えたのですが、「いいえ、私がお宅のほうへ行きます」といって、池袋にある私のクリニックのロビーへお見えになったのです。

現われた姿を見て、びっくりしました。背筋がピンと伸びて、歩き方もスマートで、顔のツヤもよく、とても九十六歳には見えません。しかも、後ろには、背の高い美人の秘書さんを連れていたのです。

対談が始まって、また驚きました。頭の回転は速いですし、話す言葉の切れもいい。圧倒されてしまいました。

この方は大学を出たあと大蔵省へ入り、すぐに召集令状がきて、その後中国大陸へ出征し、終戦のあとソ連に三年間抑留されていたといいます。壮絶な経験ですね。

しかも、抑留生活から解放されて、東京へ戻ったあと、六年のブランクを経て大蔵省に戻り、最後は事務次官までやるわけです。ご本人がおっしゃるには、「六年のブランクがあるからといって、人に後ろ指を指されるような行動はとるまいと、そういう意識で生きてきた」そうです。

戦争と抑留という、凄絶なストレスを突き抜けて、九十六歳までこれほど凛として生きておられることに、ものすごく感動しました。二時間ほどの対談でしたが、圧倒されました。

最後に、その大先輩から、「帯津先生はおいくつですか?」と聞かれたので、「来年、傘寿です」といったら、「ああ、傘寿ですか。ずいぶん昔だなあ、なつかしいなあ」といわれました。

この言葉を聞いて、肩の力が抜けました。つくづく自分はまだひよっこだなと痛感したのです。傘寿だなんて気張っていたことが、恥ずかしくなりました。死後の世界へ向かってダッシュするのはもっと先でいい。今はまだ、ひよっこらしく、初々しいこころをもって、おどおどと生きていこうと思いました。

この方と私の年の差は、十七年あります。自分がこれからの十七年をしっかり生きようと思ったら、この十七年が、ものすごく輝いて見えてきました。

年はとるべきようにしてとる。その中で、ときめきを増やしていって、人格、あるいは人間力というのも、どんどん伸ばしていこうと思いました。

Ⅵ 「死」の章

死について、もっとフランクに語り合おう

日常生活の中で、死について語り合うことはあまりないと思います。現代社会では、死を考えることさえ忌み嫌われるような風潮があり、なるべく遠のけようとします。緩和ケアについて記したドイツ語の本によると、近代西洋医学が健康至上主義というものを打ち出してきたために、死を向こうのほうへ押しやってしまったというんですね。医療の現場で、死についてあまり考えなくなったと書いてある。

歴史の中で、ずっと人々の傍らにあった死が、二十世紀のわずか百年間の西洋医学の進歩の中で、脇へ追いやられてしまったというわけです。

必ず誰でも、いつか死ぬわけですから、死というものを、もっともっと身近に語ったり、考えたりしていかないといけない。これはいろんなところでいわれ始めています。

作家の田口ランディさんが、「もうそろそろ、医療の中で死を語ってもいいんじゃないか」といっています。もっとフランクに死を日常化していく。私もそれがいいと

思います。

うちの病院では、週一回、私の講話の時間があります。気功の道場でやるのですが、入院患者さんと、外来の患者さんが、いつも三十～四十人集まってくれます。

このとき、死をテーマによく話をします。患者さんは、死にたくなくて病院へ来ているわけですが、死への不安や恐怖を払拭するためにも、日ごろからフランクに、死について語り合い、みなさんに死について目を開いてもらおうと考えて、そういうことをやっています。

死はどうしたって怖いものです。だけど、私は今、八十二歳ですが、年がだんだん上がってくると、死がそれほど怖いものでもなくなってくるんですね。まったく怖くないといえばウソになりますが、昔のような怖さはないのです。

死に対する怖さがあると、それが邪魔して、免疫力や自然治癒力は上がってきません。これをなんとかやわらげる算段を考えたり、実行したりすることも、私たち医療者の務めだと思っています。

死に対する恐怖というのは、この世から離れて、別の世へ行ってしまう恐怖もありますし、そもそも別の世があるのかという恐怖もあります。なにもかもがわからないからこそ、不安なのですね。

死後の世界について想像してみる

死後の世界が本当にあるのかどうか。これは誰にもわかりません。落語家の立川談志さんと対談したとき、彼に聞いてみました。

「死後の世界はあると思いますか?」

すると談志さんは、

「そりゃあるだろう。一人も帰ってきたやつがいないんだから、よほどいいところなんだ」

というんです。

いや、さすが談志さんだと思いました。そういう考え方もあるわけですね。

作家の遠藤周作さんは、同じく作家の佐藤愛子さんに、自分が向こうへ行ったら必ず連絡するから、ちゃんと受けてくれ、といって出かけて行ったそうです。

私もぜひやってみたいですね。自分が先に逝ったら、こっちの世界の人に連絡をとって、あの世がどんなところか事細かに伝えたい。そうすれば、世界中の人たちが、死の恐怖から解消されるでしょう。

夏目漱石は、書簡集に収載された手紙の中で、「死んでも自分はある、しかも本来の自分には死んで初めて還れるのだ」といっています。死後の世界を信じていたのですね。

哲学者の池田晶子《あきこ》さんは「池田は死んでも、自分はある」といっています。池田というレッテルを貼られた肉体は滅びても、自分のいのちは永遠に続くといって、四十六歳のときに腎臓がんで亡くなりました。

東京大学教授で、生物化学を専攻している先生は、「どんな社会にも、粗忽《そこつ》者が必ずいる。そういう人が必ず情報を落っことすのだ」といっています。だから、死後の世界から一個も落ちてこないのは、ないとみたほうがいいんじゃないかというわけです。

自分のラストシーンを考えておく

作家の五木寛之さんとは、死に方についてもお話ししました。五木さんは、林の中で野垂れ死にしたいというのです。お釈迦さまが、林の中で亡くなっていますから、それを意識していわれたのかもしれません。

私は、林の中で野垂れ死ぬのは嫌ですが、外で死にたいとは思っています。うちの中の狭いところで、低い天井を見て死ぬよりは、空を見上げながら死ぬほうが清々しくていい。満天の星空でもいいし、青空でもいい。誰かが傍《そば》にいてくれればもっといい、そう思っています。

俳優の渥美清さんが、やはりそんなことをいっていました。

「密かに死んでいきたいけれど、どうせなら好きな女がいてくれたほうがいい」

本当にそうですね。

死ぬときは、どう死んでもいいという人もいます。江戸時代の医者の虚室生白《きょしつしょうはく》も、その一人です。『猿法語《さるほうご》』という書物の中で、

「人が死ぬときは、悲しんで打ちひしがれようと、泣きわめこうと、どういう死に方をしてもいい」

といったことを書いています。これについて、仏教学者の鎌田茂雄先生は、

「そんなことはない。しっかり生きていれば、泣きわめくことはない」

とおっしゃっていました。

私もそう思います。人生のラストシーンが「どうでもいい」というのは、かなり乱暴な考え方だと思うのです。

鎌田先生は、「私は将来、虚室生白の本をしっかり解説してみようと思う」といっていたのですが、解説する前に亡くなりました。いつか鎌田先生の遺志を継いで、私が解説したいと思っています。

普段から、自分のラストシーンを考えておくのもいいですね。一回きりの晴れ舞台ですから、自分なりにイメージを作っておく。名画のラストシーンは、みんな素晴らしいですからね。『駅馬車』も『カサブランカ』も、最高のラストシーンです。

そういう意味で、自分が死ぬ最後の場面を七つでも八つでも考えておくと楽しいで

すね。そのどれかに当たるように、いろんなシチュエーションを変えて考えておく。そうすると、死後の世界がその向こうに垣間見えるようになるのではないかと思っています。

自分の人生を振り返り、文章にまとめてみる

自分の人生を振り返って文章にまとめるというのも、とても意義のあることだと思います。いわゆる自分史ですね。

私たちはいずれ死んであの世へ逝くわけですが、そのとき、この世を振り返って、これでよかったんだと納得して逝きたいわけですね。

たとえば、夏目漱石の『野分《のわき》』という小説に出てくる「理想の大道《たいどう》を行き尽くして、途上に斃《たお》るる刹那《せつな》に、我が過去を一瞥《いちべつ》のうちに縮め得て、初めて合点《がてん》が行《ゆ》くのである」という一文があります。

これは私の大好きな言葉で、自分もこうありたいと思っていますが、果たして本当に一瞬のうちに合点できるかどうか、ちょっと不安もあります。

できれば、あらかじめ余裕をもって、自分の人生をいろいろ振り返り、本などをしたためていれば、合点がより効率よくいくと思うんですね。

だから、一つどこかで人生をまとめておくというのは、自分の死生観を構築するうえでもいいことだと思います。

そうした準備をしておけば、本当に死んで向こうへ行くときに、わりあいにスムーズに行けるのではないかと思っています。

いつでも死ねるぞ、という覚悟をもつ

がんの心理療法の大家であるカール・サイモントンさんは、生前、よく川越の病院まで来て、患者さんに講演をしてくれました。

彼があるとき、講演中にこんな話をしました。

「がんのような困難な病気を乗り越えていくためには、必ずこれを克服してみせるぞという固い決心が必要である。だけど、これがあまり過ぎると、それが執着になって、かえってよくないことがある」

そのとき、女性の患者さんがパッと手を挙げて、

「どこから先が執着ですか」

と聞いたんです。すると、サイモントンさんは、

「いや、どこからというわけではないんです。その気持ちはいくら強くてもいいんです。だけど、その気持ちの傍らに、いつでも死ねるぞという気持ちをね、作ってもらいたいんです」

と答えた。そしたら、その発言をした女の人がまた立ち上がって、目にいっぱい涙をためて、

「そんなことはできません」

といったんです。

これは患者さんにしてみると、正直な気持ちだと思うんです。サイモントンさんもさすがに、

「いや、今できなくてもいいんです。とにかく、折にふれてそういうことを考えていく。そして自分を向上させていく。これが大事なんです」

といったので、その女性を含めて、みなさん納得したんです。

いつかは誰でも死ぬわけですから、死についてある程度のイメージを、日ごろから考えておく。そうすれば、「いつでも死ねるぞ」という覚悟にもつながりやすいのではないかと思います。


家族が病気になったときこそ、死を語り合うチャンス

自分の家族ががんになったとき、家族としてどう寄り添っていけばいいのか、家族の役割について、講演会などで質問を受けることがよくあります。

私は、そういう機会にこそ、死について話し合うことがいいと考えています。かりに、そのときは治るがんであったとしても、いつか必ず人は死にます。ですから、死に直面する前に、身近な人と語り合っておくことは、お互いにとってとても大切です。

「死後の世界はどうなっているんだろう」

「死んだらまた会えるのかな」

そんな話を、さりげなくお互いにできる環境を作っていくのが、家族の役割だと思います。

がん治療の現場でみていますと、あまりにも死や死後のことに対して、無頓着なまま死に臨む人が多いことが、残念でなりません。やはりある程度、覚悟をもって臨んだほうがいいと思うのですね。

大真面目に話さなくてもいいのです。そもそも、死後の世界なんて、誰も知らないわけですから、おのおのの考えを語り合えばいいのです。

立川談志さんのように「一人も帰ってきたやつがいないんだから、よほどいいところなんだ」といった感じで話せば、気持ちも楽になります。

そんな話を、お茶でも飲みながら、あるいはお酒でも飲みながら、ときどき家族で話し合う。これがいいと思うのですね。あまり堅苦しい感じではなく、さらっと世間話でもするように話し合う。これをぜひやってみていただきたいと思います。

家族ですから、あまり構える必要はないのです。普段と同じように自然に傍にいる。これが非常に大事です。お父さんのためにとか、お母さんのためにといって、あまり張り切らずに、ごく普通に労りをもってつきあっていけばいいのです。

「生前葬」というお別れのしかた

私が病院を作るとき、都立駒込病院から引き抜いてきた総師長の山田幸子さん（以下、山田師長）が、八十歳を前に引退しました。引退してまもなく、

「お父さんの三十三回忌と一緒に、私の生前葬を行なうことにしました。先生も出席していただきたいので、よろしくお願いします」

といいます。突然の話に驚きました。

彼女のお父さんの菩提寺は、東京・駒込の吉祥寺です。歌舞伎や浄瑠璃でも有名な八百屋お七で有名な立派なお寺です。そのお寺で、ごく近しい人に二十人くらい集まってもらって、父親の三十三回忌と合わせて、自分の生前葬を行なうというのです。

生前葬というのは、聞いたことはありましたが、どのようなものか具体的には知りませんでした。辞書で調べてみると、今のお葬式の制度に批判的な人が、自分のやり方でやるのが生前葬らしいのです。だけど、うちの山田師長は、まったくそんな批判

なんてないと思うんです。

では、何のためにやるのか。おそらく、お父さんが亡くなったあと、彼女は一人暮らしをしていましたので、いよいよとなったときに、慌てないように、今のうちにお世話になった人に挨拶をしたいのだろうと思いました。

もしそうなら、自分の人生に対する真面目さというか、そういうものを感じて、私なりに納得して、当日を迎えたのです。

二〇一六年五月八日、彼女の生前葬が始まりました。本堂でご住職の読経を聞きながら、彼女とともに築き上げてきた病院の歴史を振り返っていました。

私が、都立駒込病院を辞めて、地元の埼玉県・川越に自分の病院を作ったのは、一九八二年でした。西洋医学によるがん治療に限界を感じて、中国医学を合わせた中西医結合のがん治療を旗印にした病院を作ろうと思ったのです。

まずは、人材を集めなければなりません。とくに総師長の資質というものが、病院の将来を決めることはまちがいないので、私はそのとき、駒込病院の看護師さんの中で三人の候補者を密かに選んでいました。

ある日、山田師長と病院の廊下で会って、近くの居酒屋へ連れていって、病院を作る意向を伝えたあと、「あなた、総師長として来てくれないか」といったんです。すると、彼女がぱっと顔を上げて、一呼吸置いたあと、「わかりました。お世話になります」と、こうきた。これは慌てました。私としては、「二～三日待ってください」とか、「家族と相談します」という答えが返ってくると思い込んでいたのです。

いきなり「お世話になります」というものだから、本当に慌ててしまって、「いや、あなた公務員の年金を棒に振ってくるんだから、あなたのお葬式は必ず私が出すので心配しないで」といったんです。

なぜ、急にお葬式の話をしたのかというと、私としては、そのくらいあなたに充実した人生を提供できる自信がある、ということを伝えたかったのです。だけど、気が動転して、唐突に葬式の話になってしまったのです。

読経を聞きながら、ここまで思い出したとき、「あっ」と気がついた。

今、その彼女が、まさに自分の葬式を行なっている。ということは、彼女はここへきて、私と一緒に仕事をした後半生を、満足しているなあと、これでよかったんだと、そういう感じをもったんです。

振り返ると、彼女くらい私を支えてくれた人はいません。私が何をやっても反対しないで、ずっと私のホリスティックへの道についてきてくれた。

その彼女が、私の病院へ来たことを後悔していない、あるいは少しでも満足していると知ったとき、その彼女に支えられた私のホリスティック医学を求める三十五年間は精一杯やったことになるんだ、と思ったんです。

とにかく彼女に支えられた三十五年間は、実績として残る。あとはまた、自分の理想に向かってしっかりやっていこうと。誰がいなくなろうと、あるいはいてくれようと、そんなことはおかまいなし。最大の理解者が満足してくれたということで、私はもうこれでいいんだと思ったわけです。

私は、読経の最中に、こうした思いがけない気づきがありました。

おそらく、生前葬に参列したほかの方たちも、みなさんそれぞれに、山田師長に対していろいろな思いを巡らせたことと思います。もちろん、山田師長本人も、自分の生と死について考えたことでしょう。

生前葬というものには、こういう役割があることを知り、これはこれで、とてもいいものだと思いました。

死のリハーサルができる新呼吸法「時空」

私の取り組んでいるホリスティック医学は、病というステージだけでなく、生老病死、死後の世界まで対象としています。

死後の世界といっても、私も死んだことがないので、実際のところはわからないのですが、患者さんにはいつも次のようにお話ししています。

死を迎えたときに、からだは滅びます。だけど、いのちは循環します。

私たちのいのちは、宇宙が生まれたビッグバンの頃に、一緒に生まれました。ビッグバンが起こったのは、一説では百五十億年前とされていますから、私たちは百五十億年かけて、この地球にたどりついたことになります。

長い間、一人で孤独な旅を続け、やっと地球に降り立ったわけです。

地球に到着した私たちのいのちは、からだという器の中に宿って、数十年の時を過ごします。その間に、地球へ来るまでに目減りしたいのちのエネルギーを補充するのです。

そして、いのちのエネルギーがあふれ出るほど満タンになったら、頃合いを見て、からだを離れ、再び宇宙へ戻っていきます。これが死です。

では、死んだあと、宇宙のどこへ戻るのかというと、ビッグバンを生み出した場所、つまり私たちのいのちの故郷である「虚空」です。虚空は仏教の言葉ですが、何千とある宇宙をすべて懐に抱いている偉大なる空間です。そこから私たちが来たことはまちがいない。

だから、死んでからだを離れたいのちは、母なる虚空へ向けて、また百五十億年の旅を始めるのです。

じつは、こうしたいのちの循環を、生きているうちに疑似体験できる気功を、私は二十年以上前に作りました。新呼吸法「時空」という気功です。

新呼吸法「時空」が目指すのは、ホリスティック医学の要諦である「生と死の統合」です。私たちのいのちは絶えず循環していて、生と死に境はありません。生も死も一体であるという境地に至れば、死に対する不安や恐れはなくなります。

そうはいっても、簡単にそのような境地に至れるものではありません。そこで、日常的に生と死の統合を練習できるリハーサル用の気功を編んだのです。

がんの患者さんに限らず、死のリハーサルを体験したい人は、挑戦してみてくださ い。詳しくは、私の著書『気功的人間になりませんか』（風雲舎）などをご参照いただきたいと思います。

今日が最後だと思って生きる

私自身は、患者さんの死の不安をやわらげるために、日ごろから死の縁をしっかり歩かなければいけないと考えています。作家の青木新門《しんもん》さんの『納棺夫日記』（文春文庫）という本の中に、次のような一文を見つけたことがきっかけでした。

「死に直面して不安におののいている人を癒すことができる人は、その人より一歩でも二歩でも死に近いところに立てる人だ」

前を行く人がいると、暗がりを歩いていても怖くない、というんですね。確かにそうだと思いました。つまり、死に近いところにいる人が、目の前を歩いてくれるというわけです。

そこで私は、七十歳になったときから、今日が最後だと思って生きることにしました。

私の患者さんの中には、今日亡くなる方もいらっしゃいます。とすれば、こちらも今日が最後だと思って生きていないと、患者さんより一歩でも二歩でも死に近いところに立つことはできないからです。

今日が最後だと思って生きていると、今日一日しっかり生きようという気になります。

朝の気功も、日中の診療も、患者さんや職員との何気ない語らいも、すべてが今まで以上に愛おしく思えてきて、より大事に時間を過ごすようになります。中途半端なことはしなくなる。

講演でお話をしたり、原稿を書いたりしているときも、緊張感が違います。

そしてなにより、私がずっと大切にしてきた夕食の時間が、さらに特別な時間になります。最後の晩餐だからです。

最後の晩餐に向かうときは、背筋がすっと伸びて、胸にある種の覚悟が生まれます。目の前の料理をしっかり食べて、好きなお酒をしっかり飲む。そう思うわけです。

食べているものは変わりませんが、最後だと思うと、湯豆腐一つにしても、お刺身一つにしても、輝いて見えてきます。

ウイスキーも、少々値段が張っても高級なものを飲む。飲んでいるうちに、ある種の覚悟が大いなる喜びに変わって、ときめいてきます。いのちのエネルギーがあふれ出て、虚空へ向かう準備が整うわけですね。

生と死の統合を目指している医者にとって、非常に大事な時間を過ごしていると感じています。


養生を果たしていくと、死後の世界を予感できる

年をとっても養生を果たしていく人は、だんだんと死後の世界を予感できるようになっていくのだと感じています。

九十歳くらいで堂々とした人が結構います。こういう人たちは、もう十分生きたからと達観しているのではなく、死後の世界をだんだん予感してきていると思うんですね。先に紹介した「凛として老いている」人たちが、まさにそうです。

私自身は、まだはっきりした予感はないですが、十年くらい前に比べると、少し死後の世界に対して、素直に受け入れる気になっています。あの世というものに対する期待が、だんだん大きくなっているといったほうがいいかもしれません。

あの世があるかないかということは、いくら年をとってもわかりませんが、私はもう「ある」ということで考えています。

先にいっている人たちが、いっぱいいますからね。両親にしても、私を育ててくれたおばさんにしても、家内にしても、太極拳の楊名時先生にしても、あるいは私の友人や仲間たちにしても、そういう人たちと、向こうへ行ったら、まずは一献傾ける。これを楽しみにして、来世というものをいつも思い描いているわけです。

いずれは一回死ぬ身ですから、死をそれほど厭《いと》うことなく、向こうへ行っているいろんな人と、また交歓できることを楽しみにしたほうが、いい人生を送れると思います。

ですから、死後の世界は、それぞれの予感でもって、それぞれの死後の世界を築いていけばいいと思うんですね。

自分に「ご苦労さん」といって旅立った人たち

もちろん、養生法を続けていても、病気になる人はいます。病気で亡くなる人もいます。人は誰でもいつか死を迎えます。これは仕方がないことです。

それでも、養生法を一生懸命に続けている人たちは、死の世界へ向かっていくとき、その人なりの形で、生と死の統合を果たしているように感じます。

呼吸法を続けていた人の中で、印象に残っている人を紹介させていただきます。

調和道丹田呼吸法（一四三ページ参照）の会（調和道協会）に、かつて副会長をしていた清水洋三さんという方がいらっしゃいました。ある自動車メーカーの副社長をやっていた方で、実業界でもかなりの仕事をされた方です。

あるとき、道場で一緒になったとき、清水さんが「腹に変なものがあるんだけど、帯津先生、診てくれないか」といいます。畳の上に寝てもらっておなかをさわったら、大腸がんのように思われました。

そのことを本人に伝え、私の病院へお連れして検査したところ、大腸の上行結腸という部分にがんが見つかりました。

手術ができると判断し、本人の了解を得て手術をしました。

手術後は、普段の生活が侵されることもなく、まもなく調和道丹田呼吸法の会にお見えになるようになって、また一緒にやっていました。

しばらくして、調和道丹田呼吸法の顧問を務めていた佐藤通次《つうじ》先生が、八十九歳で大往生されました。佐藤先生はドイツ文学者で、ある大学の学長をされていた方ですが、いつも毅然《きぜん》とした感じの人でした。

生前よく「俺が死ぬときは、みなさん、ありがとう。通次君、ご苦労さん、といって死ぬんだ」といっていました。

つまり、みなさんに感謝をしながら、自分のいのちを守ってきた自分のからだにも感謝して、向こうへ行くんだというわけです。実際にそれを果たして亡くなられたそうです。

二～三年後、清水さんのがんが再発し、私の病院へ再入院しました。このとき、清水さんは、自分も佐藤先生と同じ言葉をいって死ぬんだ、とおっしゃいました。

そして、そのあと、清水さんは悠々と構えて、入院生活を送っていました。毎日、気功の会にも出てきました。調和道丹田呼吸法は、おなかを大きく動かしますから、大腸がんの患者さんには向いていないので、からだを動かさなくていい静かな気功を続けていました。気功をしていないときは、読書を楽しんでいました。

だんだんと全体が弱ってきて、ある日、ついに旅立たれました。

知らせを受けて病室へ行くと、付き添いの方がベッドの傍におられました。私が「清水さん、最後になにかいいましたか」と尋ねましたら、「いいえ、何もいいません。ただ、手の中になにか握っているんです」といいます。

それで手を開いてみましたら、紙切れが出てきて、そこに「みなさん、ありがとう。洋三君、ご苦労さん」と書いてあったのです。

最後、自分が話せないことを予測して、紙に書いて握って旅立たれたのだろうと思います。さすがは調和道協会の副会長さんだと思って、感心しました。

生きるも死ぬもあるがままを貫いた人

太極拳の師である楊名時先生と、月三回、二人だけの酒宴を楽しんでいたことは、お話ししました。

この楽しいひとときの中で、楊名時先生がときどき口にする言葉がありました。

「死ぬときはあなたの病院で頼む、私は生きるも死ぬもあるがままだから頼むよ」

そういうのです。

これは頼まれるほうとしては、かなりのストレスです。あるがままということは、自分になにかあっても医学的な介入はするな、ということです。本人がよくてもご家族や門人の方の思いもありますから、簡単に「わかりました」とはいえません。いつも笑ってごまかしていました。

それから歳月を経て、楊名時先生はある病気で、本当にうちの病院へ入院してきました。

「あるがまま」という約束は覚えていましたから、最初は医学的な介入はあまりしませんでした。

ところが、たまたまその病気の世界的な権威が、茨城県の病院にいることを知りました。しかも、私の大学の後輩でしたので、彼に連絡をとったところ、いつでも受け入れてくれるといいます。

楊名時先生にその話を伝えると、「よろしいよ、いきましょう」と、意外にあっさり了解してくれました。正直、ホッとしました。あるがままもいいですが、治療の手段があるのなら、治療したほうがいいと、いつも私は思うのです。

すぐに茨城県の病院へお連れしましたら、二週間後、楊名時先生から電話がきて、「俺はもう帰る。迎えに来てくれ」という。いろいろ検査をしているうちに嫌になってしまったようでした。

このとき、私は楊名時先生の意思をできるだけ尊重しようと、心に決めました。そして茨城まで迎えに行き、私の病院へ一緒に帰ってきました。

いつもの病室へ戻った先生は、「もう僕はどこにも行かないよ。なにもしなくていいから」といって、「あるがまま」の言葉どおり、その後はどんなに辛いときでも、笑顔を絶やさず、悠々とした姿で過ごしておられました。

私が、家へ帰る前に楊名時先生の病室を訪れて、「いかがですか？　つらいことはございませんか」と声をかけると、「つらいことは何もない。それよりあなた、明日も早いんだから、早く帰りなさい」といってくれるんですね。

こういう患者さんはあまりいないので、「じゃあ、先生お先に」といって帰るのですが、あるとき、付き添っていたご家族が「本当につらいことないの？」と聞くと、「つらいことは山ほどある。だけど帯津先生を心配させてはいけないから、ああいっているんだ」とおっしゃっていたそうです。

自分のつらいときに、人のことを思いやれる人間は、そういません。本当にすごい人だと思います。

亡くなる日、私は名古屋に講演へ行く予定があって、前日から東京のホテルに宿泊していました。そうしたら、朝になって病院から電話がかかってきて、「楊名時先生、今日かもしれません。どうしますか」というから、これは傍にいてあげなければいけないと思い、講演をキャンセルして病院へ戻りました。

先生の部屋へ行くと、もう呼吸も乱れていたのですが、「先生」と呼びかけると、パッと目を開けて布団から右手が出てきた。私が右手でつかむと、普段と変わらない力でぎゅっと握ってきた。最後の固い握手でした。

そのうち、急を聞いたご家族や親戚の方が少しずつ集まってきて、お孫さんもたくさん来ました。一人ひとりと握手をしたあと、心電図のモニターがフラットになりました。

見事な最期でした。私はこのとき、楊名時先生は生と死を統合したな、と確信したんです。

そのあとも、「この人は生と死を統合したな」と思う方の、ご臨終に立ち会うことが増えてきました。まだそんなに多いわけではありませんが、それを最初に体験したのが、楊名時先生でした。忘れられない患者さんです。

白隠禅師に教えてもらった「虚空」

私が「虚空」という言葉に初めて接したのは、江戸時代の臨済宗の名僧である白隠禅師の『夜船閑話』という本でした。

私が習っていた調和道丹田呼吸法は、この白隠禅師の『夜船閑話』に載っている「内観の法」という呼吸法をもとに編み出されました。ですから、調和道の丹田呼吸法を習う者は、必ず白隠禅師に接することになります。

私も、『夜船閑話』を何度も読みました。

白隠禅師は、弟子のお坊さんたちが修行に夢中になって体を壊さないように「内観の法」を教えました。若いお坊さんたちは、修行と合わせて呼吸法を一生懸命にやりだします。その姿を見た白隠禅師は、戒めの言葉をいいます。

「そんなに一生懸命に呼吸法をやって、ただ長生きしようと考えるのはよくない。いくら長生きしても、人はいつか死ぬ。ただ生きているだけだったら、古ダヌキが古巣で寝ているにすぎない。それよりは、生きながらにして虚空と一体にならなければいけない。虚空と一体となって、絶対に壊れない大仏身を作るのだ」

修行も丹田呼吸法も、すべて虚空と一体となることを目指しているというわけです。「虚空と一体となる」と聞いても、ピンとこない人が多いと思います。私自身、それを具体的に実感したのは、自分の病院を開業し、患者さんの死に寄り添う場面が増えてからのことです。

ホリスティック医学を目指す病院を作ってからは、患者さんと私の関係は、一つの同じ目標に向かって切磋琢磨《せっさたくま》する戦友のような関係になりました。

ですから、病気と闘っているときはもちろん、亡くなるときも、できるだけ傍に寄り添って、向こうの世界に送り出してあげるようにしています。

亡くなる瞬間に立ち会えないときは、亡くなった患者さんの傍にしばらく黙って座っています。

すると、亡くなった方がみなさん、一様にいい顔になっていくことに気づきました。ものすごくいい顔になる。神々しいお顔になるのです。

それはまさに、この世でお務めを果たして、晴れて故郷に帰って行く顔だと思いました。では、その故郷とはどこだろうと考えたとき、白隠禅師の「虚空と一体となる」という言葉が浮かんできたのですね。

そうか、故郷は虚空なのだ。人は虚空から一人でこの世にやってきて、一人でまた虚空へ帰る。その大いなる循環の中に生きている、ということを感じたのです。

虚空からきた孤独なる旅人だからこそ、人はみなかなしみを抱いて生きているわけです。このかなしみをお互いに敬い合うことにより、医療がもっと温もりのあるものになることを、いつも願っているのです。

モンゴルの草原で「虚空」を感じる

虚空は、この世にいても感じることができます。私の場合は、モンゴルの草原が、そうです。モンゴルといっても、モンゴル国ではなくて、中国側の内モンゴル自治区です。

モンゴルの草原に初めて立ったときは、あまりの広大さに圧倒されました。視界をさえぎる家屋や樹木はいっさいなく、三六五度、地平線が見えます。

こんな景色は、見たことがありませんでした。聞こえるのは風の音だけです。

ふと、目を向けた南の方角に、小さな黒い点が一つ見えます。なんだろうと思って、ずっと見ていたら、だんだん大きくなってきて、馬に乗っている人だとわかった。まるで、異次元空間から現われたようでした。

とっさに頭に浮かんだのが、デイヴィッド・リーン監督の『アラビアのロレンス』という映画のワンシーンです。エジプト人俳優のオマー・シャリフが、広大な砂漠の彼方から、ラクダに乗って現われるところがある。それとそっくりでした。すっかり草原が好きになりました。

そして、二回目にモンゴルの草原を訪れたとき、私にとって大きな出来事がありました。「虚空」を感じたのです。そのときの様子をお話ししましょう。

草原には、三十センチ程度の草が一面に生えています。八月の半ば頃になると、冬場の牛や馬の飼料のために一斉に刈りだしますが、八月の第一週よりも前ですと、草がまだそのままの姿であります。

その緑の草原が地平線まで続き、地平線から上は、ライトブルーの空が広がっています。ライトブルーの空には、いつも真っ白い大きな雲が、いくつも浮かんでいます。この雲がまた素晴らしくて、まさに交響楽を奏でているように、ダイナミックに形を変えながら流れていきます。

目に入る世界は、緑と青と白の三色のみ。この世とは思えないほど静かでシンプルで、かつ、自然のダイナミズムにあふれた風景でした。

空を流れる雲を見るため、草の上に寝転んでみました。草の丈が結構あるので、顔がすぽっと隠れますが、上空はよく見えます。

寝転んで見た空は、なんとライトブルーではなく、濃紺でした。それを見て、ぼんやりと「ここは虚空だ」と感じました。

すると、虚空を感じた瞬間、先に逝った両親や、私を育ててくれたおばさん、飲み仲間だった親友などが現われて、笑顔で語りかけてきます。私はとりたてて驚くこともなく、自然に言葉を返します。

寝転んだまま濃紺の空を見て、そこに出てくる人たちといろいろ語り合う。これがじつに楽しい。それでやみつきになったんですね。

その後、ホリスティック医学を進める中で、この「虚空」というものが、非常に大きな地位を占めるようになるのですが、そのときはまだ、そこまで考えずに虚空ということを意識しました。一九八九年のことです。

初めて虚空を感じてから、三年ほど経った頃、たまたま立ち寄った本屋で、司馬遼太郎さんの『草原の記』（新潮社）という本を見つけました。

新刊で山積みになっていたので、手に取ってみると、帯に「草原の王は言った。人間はよく生き、よく死なねばならぬ」と書いてある。はっとして裏を見てみると、帯裏にはもっとすごいことが書いてあった。「生きとし生けるものは、なべて虚空へ向かう。永遠なるもの、それは人間の記憶だけである」。

司馬さんは、モンゴルに関する著作を多く出されています。その彼が、私と同じように、モンゴルに虚空を感じていたということが、なんともいえず嬉しかった。親しみがわいてきたといったほうが正確かもしれません。

その本を読んでみると、じつにいいことが書いてありました。たとえば、この地方の人は天に住んでいると思っているのではないか、という記述もある。私もそう感じるんですね。

そして、本の後半のほうで彼は、この本は虚空について書いているんじゃないかという気になってきた、といっています。初めは虚空を意識しないで書いていて、そのときになって虚空を意識したという。モンゴルには、そうした不思議な力があるのですね。

ふいに手にとった司馬さんの本のおかげで、私の虚空に対する考えがいっそう深まりました。

いずれにしても、自分の死について、日常的に思いを巡らす人が増え、普通の会話の中でさりげなく語り合える状況になっていくと、死に対する不安や怖れが、だんだん薄れていくはずです。死を思うことで、生を充実させるという生き方ができるようになればいいと思っています。

おわりに

「青雲の志」というと、日本では一般的に「立身出世の志」のことを指します。しかし、中国の文献には、「聖賢の人になろうとする志」と書いてあります。聖賢の人とは、儒教でいう徳の高い人のことです。おそらく、こちらが本来の意味だろうと、私は考えています。

では、聖賢の人になる、とはどういうことか。

これについては、幕末の儒学者である佐藤一斎の『言志四録』に記されている次の一文が参考になります。

「聖人は死に安んじ、賢人は死を分とし、常人は死を恐る」

つまり、儒教でいちばん徳の高い聖人は、生死を超越しているため、死に直面しても動じることなく安らかな気持ちでいる。聖人の次に徳の高い賢人は、死を避けられないものとして潔く受け入れる。これに対して、ふつうの人たちは、死を前にすると恐れて取り乱す、ということです。

こうしたことから、青雲の志というのは、聖人・賢人のように、生きながらにして生と死を統合する志である、と私は捉えることにしました。

とすれば、本書で紹介した養生を日々行なうことによって、生きながらにして生と死を統合してみせるぞ、という強い思いも、青雲の志と呼んでいいでしょう。

人は誰でもいつか、この世からいなくなります。もちろん、私も、あなたもいなくなります。いずれ訪れるその日に向けて、青雲の志を養うため、今日一日をしっかりと生きていこうと考える人が、本書をきっかけに一人でも増えることを願っております。

最後になりましたが、本書は、エフエム西東京の番組〈医者が語る医者要らずになる健康番組シリーズ〉の『帯津良一の達者で生きる!』から生まれました。二〇一二年七月五日~二〇一八年九月二十七日までの間に私が同番組内で語った内容がもとになっています。番組の書籍化を快くお引き受けいただいたエフエム西東京の飯島千ひろさんには、この場を借りて心よりお礼申し上げます。

二〇一八年十二月

帯津良一

◎エフエム西東京『帯津良一の達者で生きる！』番組情報
〈オンエア〉
毎週木曜日　朝9・00〜9・10（再放送：毎週日曜日　朝9・15〜9・25）
〈お聴きになる方法〉
ラジオ：84・2㎒（西東京市内および近隣市区の一部）
PCやスマホ：http://842fm.west-tokyo.co.jp/（エフエム西東京Ｗｅｂサイトのトップページ中央にある再生ボタンをクリック）

帯津良一（おびつ・りょういち）
1936年生まれ。東京大学医学部卒業。医学博士。帯津三敬病院名誉院長。日本ホリスティック医学協会名誉会長。日本ホメオパシー医学会理事長。東京大学医学部第三外科、都立駒込病院勤務を経て、1982年に帯津三敬病院、2005年に帯津三敬塾クリニックを開設する。西洋医学と東洋医学を融合する「ホリスティック医学」を実践し、ガン患者などの治療に当たっている。また、代替療法への造詣が深く、講演や大学での講義も行なっている。著書に『不養生訓』（山と渓谷社）、『健康問答』（五木寛之氏との共著／平凡社）、『呼吸はだいじ』（マガジンハウス）など多数。

はつらつと老《お》いる力《ちから》

二〇一九年一月二五日　初版第一刷発行

著者◎帯津《おびつ》良一《りょういち》
発行者◎塚原浩和
発行所◎KKベストセラーズ
東京都豊島区西池袋五-二六-一九
陸王西池袋ビル四階　〒171-0021
電話　03-5926-6262（編集）
電話　03-5926-5322（営業）
装幀◎坂川事務所
印刷所◎近代美術株式会社
製本所◎ナショナル製本協同組合
DTP◎アミークス

ISBN 978-4-584-12599-1 C0247

ベスト新書
599